微信扫码获取配套视频资源

教学视频：

专家悉心讲解艾灸操作手法，帮你快速掌握手法要领。

U0120953

微信群：

为读者打造线上共同学习中医传统疗法的微信社群，与全国读者分享心得体会、交流学习经验。

如何领取线上学习资源？
无需下载，免去注册，省时提效

1. 微信点击"扫一扫"；
2. 扫描左侧二维码；
3. 关注"青岛出版社微服务"公众号。

如何加入微信群？

1. 微信点击"扫一扫"；
2. 扫描左侧二维码；
3. 根据提示加入微信群；
4. 回复关键字，获取更多增值服务。

零基础学艾灸

成向东 ◎ 主编

青岛出版社
QINGDAO PUBLISHING HOUSE

图书在版编目（CIP）数据

零基础学艾灸 / 成向东主编 . — 青岛：青岛出版社 , 2019.8
ISBN 978-7-5552-8359-1

Ⅰ . ①零… Ⅱ . ①成… Ⅲ . ①艾灸—基本知识 Ⅳ . ① R245.81

中国版本图书馆 CIP 数据核字（2019）第 119646 号

《零基础学艾灸》编委会

主　　编：成向东
副主编：王　莉　石艳芳　张　伟
编委会：石　沛　赵永利　姚　莹　王艳清　杨　丹　李　迪
　　　　余　梅　熊　珊

书　　名	零基础学艾灸 LING JICHU XUE AIJIU
主　　编	成向东
出版发行	青岛出版社
社　　址	青岛市海尔路 182 号（266061）
本社网址	http://www.qdpub.com
邮购电话	13335059110　0532- 68068026
策划编辑	刘晓艳
责任编辑	徐　瑛
特约审校	李　军　赵演祝
封面设计	曹雨晨
印　　刷	青岛北琪精密制造有限公司
出版日期	2019 年 9 月第 1 版　2019 年 9 月第 1 次印刷
开　　本	16 开（710mm×1010mm）
印　　张	13
字　　数	150 千
图　　数	110 幅
书　　号	ISBN 978-7-5552-8359-1
定　　价	45.00 元

编校印装质量、盗版监督服务电话　4006532017　0532-68068638
建议陈列类别：中医保健类

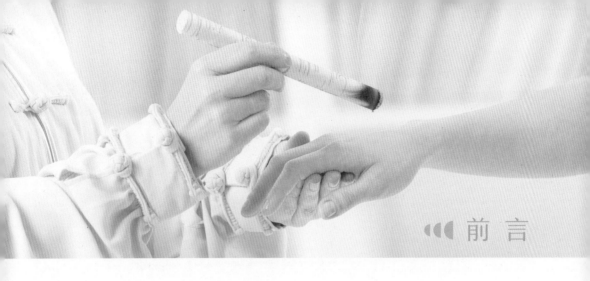

中医艾灸历史悠久，在《扁鹊心书》和《本草纲目》中都有详细的文字记载。经过数千年的传承与发展，艾灸疗法被越来越多的人熟知，并运用到防病健身当中去。

艾灸就是将艾草粉碎后制成艾条，点燃后对人体的腧穴、经络进行熏烤，从而达到治病、养生保健的目的。艾灸疗法简单易学，是一种很适合大众运用的健康绿色疗法。

"家有三年艾，郎中不用来"。艾灸不仅可以调理人体脏腑、畅通经络、改善气血循环，还能够祛除人体疾病，对调治内科、外科、妇科、儿科、五官科疾病等有着独特的功效。

为了让更多的人了解艾灸祛病养生的奥妙，让大家拥有一个健康的体魄，我们编写了《零基础学艾灸》。全书分为9章：

第1章，介绍艾灸疗法的功效及艾灸相关常识，让您对艾灸有一个全面的认识。第2章，详细介绍14条艾灸常用经脉，让您对经络知识有详细的了解。第3章，介绍8大保健奇穴，经常灸这些穴位，可以起到养生防病的作用。第4章，介绍艾灸对人体脏腑的护理功效，脏腑功能正常，方能疾病不生。第5至第7章，重点介绍内科、外科、妇科、男科常见疾病的灸疗方法，囊括30多种常见病症的调理方法，呵护您的健康。第8章，介绍女性美容养颜的艾灸方法，让女性美丽常驻。第9章，告诉您亚健康状态的艾灸调理方法，灸去不适。

生活中，有"艾"的陪伴，您就会远离疾病的困扰，拥有健康的身心。但愿书中方法，能帮助您和您的家人获得健康与长寿。

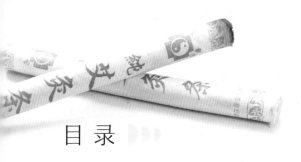

目 录 ▶▶▶

艾灸，中医天然保健理疗法

认识经络和穴位，艾灸入门基本功

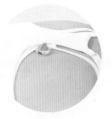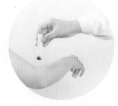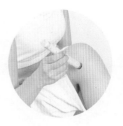

第3章

常灸保健穴，健康伴你行

第4章

呵护脏腑，"灸"出长寿

第5章

常见内科疾病，灸灸就有效

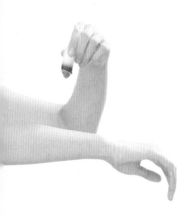

第1章

艾灸，
中医天然保健理疗法

艾灸是一种使用点燃的艾条悬灸人体穴位的中医疗法。它通过对人体穴位施灸，产生温热刺激作用，从而达到防病治病、长寿保健的功效。艾灸操作起来简单易行，是中医最古老的医疗保健方法之一。

艾灸疗法对身体有哪些好处

艾灸，一种外治方法，是利用艾绒、艾条或某种药物，放置在体表的穴位或患处，熏灼、熨烫或贴敷，借灸火的温和热力以及药物的作用，通过经络的传导，起到温和气血、扶正祛邪、调整人体生理功能平衡的作用，达到防病治病、养生保健的目的。它调理范围广，无毒副作用，有"一炷着肤疼痛即止，一次施灸沉疴立除"的神奇疗效。宋代的太医窦材有"人于无病时，常灸关元、气海、命门、中脘……虽未得长生，亦可保百年寿矣"之说，《医说》也记载"若要安，三里莫要干"的艾灸保健法，"家有三年艾，郎中不用来"的谚语更是广为人知。归纳起来艾灸疗法的主要作用，主要包括以下几个。

▷ 防病健身，延年益寿

古人通过长期的实践经验总结出"人于无病时常灸关元、气海、命门、中脘，虽未得长生，亦可保百余年寿矣"的防病保健经验。另外，现在医学研究证实，灸疗可提高身体的免疫力，防治疾病。

▷ 治百病

还可用于虚损、慢性疾病的滋补与调理。据文献检索，内、外、妇、儿及骨伤、皮肤、五官等科的200多种疾病，都可以采用艾灸疗法治疗，而且疗效十分明显。

▷ 健脾益胃，抗衰防老

《针灸资生经》指出："凡饮食不思，心腹膨胀，面色萎黄，世谓之脾胃病者，宜灸中脘。"在中脘穴施灸，可以温运脾阳，补中益气。常灸足三里，能够促进消化，增加人体对营养物质的吸收，以濡养全身，收到防病治病、抗衰防老的效果。

▷ 祛湿散寒，通络止痛

艾灸的时候，艾火的热力能透过肌层，向下行气，所以灸法具有温经散寒、活血止痛的功能。其对于风湿、痛经、闭经、胃脘痛、寒性腹痛、泄泻、痢疾等病有疗效。

常用的艾灸疗法有哪些

◗ 艾条灸

用薄绵纸包裹艾绒卷成圆筒形即是艾条，施灸时在穴位或患处悬灸。由于这种施灸法操作简便，疗效良好，无痛苦及副作用，所以是最普遍的一种艾灸方法。艾条灸法又分为回旋灸、温和灸和雀啄灸三种。

回旋灸

回旋灸是将艾条点燃端对准施灸部位，保持一定距离，但位置不固定，均匀向左右方向慢慢移动或画圆。本法多用于治疗风湿痹痛及广泛性皮肤病。

温和灸

温和灸也称悬灸，将艾条一端点燃，对准穴位或患处，距离皮肤2～3厘米熏烤，以局部有温热感而无灼痛为宜，每穴灸10～15分钟，以皮肤出现红晕为度。随时调节，防止烫伤。

雀啄灸

将艾条的一端点燃，与施灸部位并不固定在一定距离，而是像鸟雀啄食一样，一上一下地施灸称为雀啄灸。此法热感较强。注意防止烧伤皮肤。

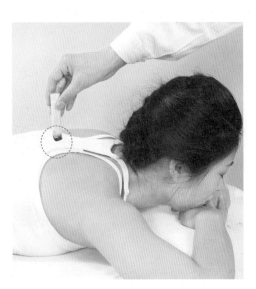

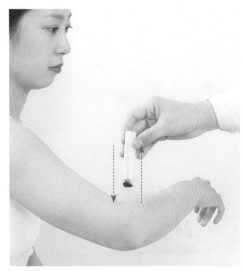

艾炷灸

艾炷是用艾绒捏成的圆锥形艾团，其大小常分为三种规格。小炷如麦粒大，适合体弱者使用。大炷如蚕豆大小，效力更显著。中炷的炷高1厘米，炷底直径约0.8厘米，炷重约0.1克，如黄豆大，可燃烧3～5分钟。艾炷灸一般分为直接灸和间接灸两种。

直接灸

艾炷直接灸就是将艾炷直接放在穴位上施灸，为防止倾斜，施灸前一般在施灸部位的皮肤上涂上少许大蒜汁、凡士林或清水，以增加黏附性或刺激作用。直接灸一般又分为瘢痕灸、无瘢痕灸两种。

瘢痕灸（又称化脓灸）：用火点燃艾炷，每壮艾炷必须燃尽，除去灰烬，再更换新炷。灸时可产生疼痛，待所需壮数灸完后，施灸部位往往被烧破，可在创面敷贴生肌玉红膏，每日换贴1次，1周以后即可化脓、5～6周灸疮结痂脱落，局部留有瘢痕。一般用于皮肤溃疡、鸡眼等难治性皮肤病。

无瘢痕灸：因为其施灸后不起疱、不留瘢痕而得名，用中艾炷、小艾炷施灸，感觉灼痛时去掉艾炷，另换一炷。以局部皮肤红晕、无烧伤、自觉舒适为度。适用于慢性虚寒性疾病。

间接灸

隔物灸在具体治疗中要根据所选用的药垫来具体命名，如垫胡椒就叫隔胡椒灸。药垫虽然不同，但隔物灸点燃的部分都是艾炷。每燃尽一个艾炷称为1壮。比如"每灸5壮"，意思就是每次用完5个艾炷即可。通常隔物灸

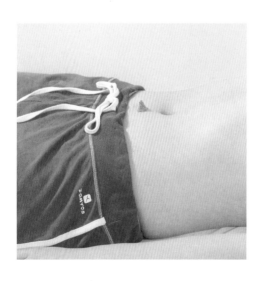
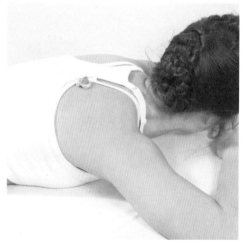

选用中炷或大炷，本书所列具体病症的治疗所说的隔物灸，剂量以中炷为准，比如"每灸5壮"，意思是每次使用5个中炷。如选用大炷，可将壮数减少，总计时间与中炷相同即可。仍以5壮为例，中炷每次持续时间为15～25分钟，那么选用大炷的话，同样保持15～25分钟即可。

有些隔物灸没有具体说明壮数或时间，比如隔姜灸"以局部皮肤潮红为度"。这种情况下就需要掌握一个最大限度，施灸时间总计不应超过30分钟。而对大多数穴位来说，每次以10～20分钟为宜。

) 艾熏灸

温灸器灸

温灸器灸又称"灸疗器灸""温盒灸""温筒灸"，操作时先将艾绒及药末放入小筒内点燃，然后在人体穴位或部位上来回熨烫到局部发红为止。适用于妇人、小儿及惧怕灸者，可用于虚寒性腰痛、腹痛、关节痛等疾病。

温针灸

温针灸又称"针上加灸""传热灸""烧针尾"，是针刺与艾灸结合使用的一种方法。操作时先针刺得气后，将毫针留在适当的深度，将艾绒捏在针柄上点燃，直到艾绒燃尽为止。或在针柄上穿置一段长1～2厘米的艾条施灸，使热力通过针身传入体内，达到治疗目的。适用于既需留针，又需施灸的疾病。

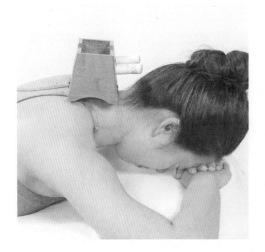

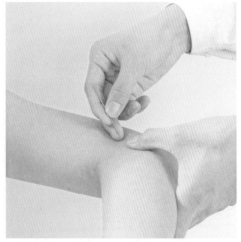

艾灸的操作技巧

▶ 施灸的体位

艾灸时对体位的选择，应以医者能够正确取穴、施术方便，患者感到舒适自然并能持久配合为原则。常用的体位有以下几种。

俯卧位

脐下可放一小枕头，以便背部肌肉舒展、平坦。便于头、颈、肩、背、腰、四肢的后侧穴位施灸。

仰卧位

仰卧，上肢平放，下肢放直或微曲，适用于胸腹部、颈部、四肢前侧的穴位施灸。

坐位

正坐，两足蹬地，上肢屈肘趴伏在桌上，露背部以便施灸。适用于项、背部穴位施灸。

侧卧位

非灸侧在下，侧卧，上肢放在胸前，下肢伸直，适用于侧头部、下肢外侧或内侧、部分上肢穴位施灸。

▶ 施灸的顺序

施灸的顺序是先灸上，后灸下；先灸背，后灸腹；先灸头，后灸肢；先阳经，后阴经。壮数先少后多，艾炷先小后大。

▶ 施灸的壮数及时间

施灸壮数的多少，可根据疾病的性质、病情的轻重、体质的强弱、年龄的大小及施灸部位的不同，全面考虑，各适其宜，恰到好处，达到无太过与不足的目的，一般少则1～3壮，多则数十壮乃至数百壮（每次施灸累计总数）。前3日每日施灸1次，以后每隔2～3日灸1次，急性病每日可灸2～3次；慢性病隔3、5、7天灸1次即可；保健灸每月可灸3～4次；凡青壮年，初病体实者，所用艾炷宜大，壮数宜多；凡小儿、妇女、老人及久病体弱者，所用艾炷宜小，壮数宜少。在肌肉丰厚的腰背、腹部、臀等处宜大炷多灸；在肌肉浅薄的头面、颈项、四肢末端宜小炷少灸。直接着肤灸，艾炷一般以麦粒大小为宜，每穴灸5～7壮，小儿3～5壮，每次灸3～5穴。

但急救时，可不计壮数，直到阳回脉起为止。

◗ 施灸时的注意事项

1 根据病人的病情和体质，选择合适的灸法，施灸时取穴要准，灸穴不要过多，火力宜均匀，壮数需足量，切忌乱灸暴灸。

2 在施灸前，要将所选穴位用温水或乙醇（酒精）棉球擦洗干净，灸后注意保持局部皮肤温度适宜，防止受凉，影响疗效；瘢痕灸后要注意营养，以助灸疮的发起。

3 施灸过程中，严防艾火滚落，烧伤皮肤和烧坏衣物与被褥等，灸后必须把艾火彻底熄灭，以防发生火灾。

4 一旦出现晕灸，应立即停止灸治，让病人平卧休息，饮些温开水，片刻即可恢复。

5 治疗过程中要不时用手置于施灸部位，以感知病人局部的受热程度，便于随时调节施灸的距离，避免烫伤。

6 在颜面部施灸或给幼儿患者施灸要特别注意。如有起疱时，可用乙醇消毒后，用毫针将水疱挑破，外用消毒敷料保护即可，数日后可痊愈。

7 有灸后身体不适者，如身热、头昏、烦躁等，令患者适当活动身体，饮少量温开水，或针刺合谷、后溪等穴位，可使症状迅速缓解。

8 施灸后皮肤多有发红、灼热感，一般不需要处理即可消失。如灸后皮肤起疱，小者可自行吸收，大者可用消毒针头刺破放出液体，并用消毒纱布固定即可。

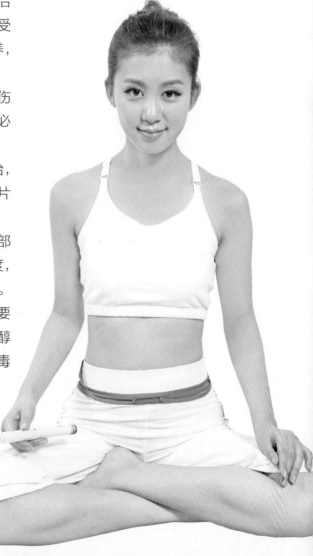

影响艾灸疗效的要素

影响艾灸疗效的6个要素是艾、灼、穴、久、均、传。

艾（材料）

艾具有温经通络、行气活血、祛湿逐寒、消肿散结、回阳救逆的功效。艾是由艾叶加工成艾绒作为施灸材料的，燃烧时热力温和，能穿透皮肤，直达皮肤深部；艾绒便于搓成大小不同的艾炷，易于燃烧；兼具取材方便等其他材料所不可比拟的优点。

灼（刺激强度）

灼伤可以维持较长时间的刺激。从历代医学文献看，有时创伤艾灸疗效极佳。但要注意不可时间过久，以免伤口感染与疼痛。

穴（点、配穴）

灸不离穴，效由穴生。艾灸一定要针对穴位刺激，即点刺激。这里的穴有穴位刺激和正确配穴两层含义。艾灸的定位不一定要多，但要对症，要选准主要穴位。

久（治疗时间与疗程）

从字义上看，久用火则为灸，要取得疗效，灸必须久。久也有每次治疗时间不能太短和疗程多两层含义。

均（均衡、连续作用）

连续均匀的艾灸刺激是获得疗效的关键，也是灸法的要旨，因为一般情况下连续均匀的刺激可使刺激量积累。在达到一定作用量后，就能出现感传，而感传是影响疗效的重要因素。（用各种方法刺激穴位时，受试者从被刺激的经穴开始，沿着经脉循行路线而产生的如酸、麻、胀、痛、蚁行等感觉传导现象，称为循经感传现象。）

传（感传）

要提倡灸法，推崇灸法，必须掌握灸法的基本规律。灸感是灸效的保证。艾是刺激源，穴是施灸对象，均、久和灼是方法的特征，传是效果。灼中含久，久均则传，6个要素构成一个整体。

艾灸疗法的适应证与禁忌证

▶ 适应证

灸法的适应证十分广泛，按其作用可归纳为以下几方面。

1 可治疗寒凝血滞、经络痹阻引起的各种病症，如风寒湿痹、痛经、闭经、寒凝腹痛等。

2 可治疗外感风寒表证及中焦虚寒、呕吐、腹痛、泄泻等。

3 可治疗脾肾阳虚、元气暴脱之症，如久泄、久痢、遗尿遗精、阳痿、早泄、虚脱、休克等。

4 可治疗外科疮疡初起，以及瘰疬等症。用于疮疡溃久不愈，有促进愈合、生长肌肉的作用。

5 可治疗气逆上冲的病症，如邪气冲心、肝阳上亢之症可灸涌泉穴治之。

▶ 禁忌证

1 凡属实热证，或阴虚发热、邪热内炽等症，如高热、高血压危象、肺结核晚期、大量咯血、呕吐、严重贫血、急性传染性疾病、皮肤痈疽疮疖并有发热者，均不宜使用艾灸疗法。

2 器质性心脏病伴心功能不全，精神分裂症，孕妇的腹部、腰骶部，均不宜施灸。

3 颜面部、颈部及大血管走行的体表区域、黏膜附近，均不宜直接灸。

4 近代针灸临床认为，除了睛明、素髎、人迎等不宜灸，余穴均可适当采用灸治法。

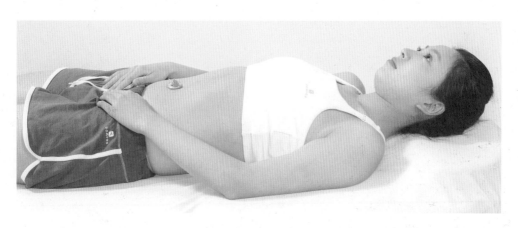

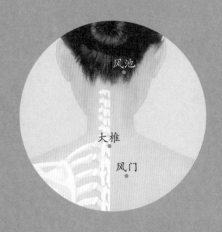

风池

大椎

风门

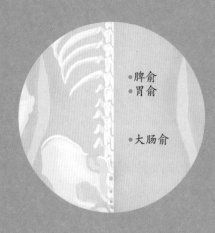

脾俞

胃俞

大肠俞

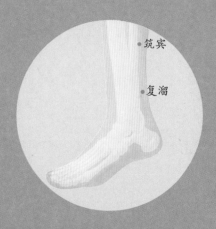

筑宾

复溜

第 2 章

认识经络和穴位，

艾灸入门基本功

穴位是人体脏腑、经络气血输注于体表的部位。穴位也是灸点，是灸治疾病的刺激点。灸点选择的正确与否，直接影响灸疗的功效。找准灸疗穴位是艾灸治病入门的关键。

穴位和取穴

穴位又称腧穴，是人体脏腑、经络气血输注的特殊部位，与人体各组织、器官有密切联系。它既能反映身体病痛，又能接受刺激，防治疾病。

人体已确定有针对性功效的穴位大部分位于十四条经脉上，按照气血流注循行规律，这十四条主要的经脉即手太阴肺经、手阳明大肠经、足阳明胃经、足太阴脾经、手少阴心经、手太阳小肠经、足太阳膀胱经、足少阴肾经、手厥阴心包经、手少阳三焦经、足少阳胆经、足厥阴肝经，以及起到联系十二经脉作用的督脉、任脉。

想要通过艾灸刺激穴位，首先要找准穴位。常用的取穴方法有以下几种。

▶ 体表标志取穴法

体表标志取穴法是以人体解剖学的各种体表标志为依据来确定腧穴位置的方法，又称自然标志定位法。体表标志可分为以下两种。

1 固定的标志： 指人体固有的解剖标志，如各部位由骨节、肌肉所形成

的突起、凹陷及五官轮廓、发际、指（趾）甲、乳头、肚脐等，是在自然姿势下可见的标志，可以借助这些标志确定腧穴的位置。如以腓骨小头为标志，在其前下方凹陷中定阳陵泉；以足内踝尖为标志，在其上3寸，胫骨内侧缘后方定三阴交；以眉头定攒竹；以脐为标志，脐中即为神阙，其左右各旁开2寸定天枢等。

2 活动的标志： 指各部的关节、肌肉、肌腱、皮肤随着活动而出现的空隙、凹陷、皱纹、尖端等，是在活动姿势下才会出现的标志，据此亦可确定腧穴的位置。如在耳屏与下颌关节之间，微张口呈凹陷处取听宫；下颌角前上方约1横指当咬肌隆起、按之凹陷处取颊车等。

▶ 手指同身寸取穴法

手指同身寸取穴法也叫"手指比量法"，即用被灸者本人的手指为测量工具来量取穴位，分为以下3种。

1 **中指同身寸法**：以中指中节屈曲时内侧两端纹头之间的宽度作为 1 寸，可用于四肢部取穴和背部取穴。

2 **拇指同身寸法**：以拇指指间关节的横向宽度作为 1 寸，适用于四肢取穴。

3 **横指同身寸法**：将食指、中指、无名指、小指并拢，以中指中节横纹处为准，画一条水平线，横向宽度为 3 寸；食指和中指中节的侧面横纹之间的宽度为 1.5 寸，适用于头、躯干、四肢取穴。

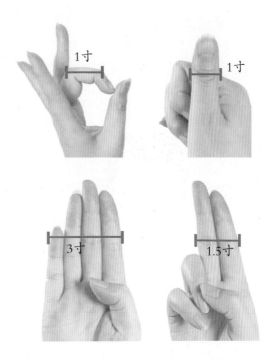

● **小提示**

　　手指的大小、宽度，由于年龄、体格、性别的不同而有很大的区别。因此，应用手指同身寸取穴法时，应以被灸者本人的手指定位取穴，以缩小位置的偏差。上述 3 种"寸"的定义一致，使用手指同身寸法定位取穴的时候，根据习惯或方便程度取用其中 1 种即可。

▶ 简易取穴法

　　简易取穴法是一种简便快速的取穴方法，用于某些特定穴位的选取。如直立，双手下垂，中指指端在股部取风市；两耳尖直上连线中点取百会；手握半拳，中指指尖切压在掌心的第 2 横纹上取劳宫。

▶ 骨度分寸定位法

　　骨度分寸定位法是利用人体的骨节作为标志，将两骨节之间的长度折量为一定的分寸，用作确定穴位位置的方法。不论男女、老少、高矮、胖瘦，均可按一定的骨度分寸在其自身上测量。现时采用的骨度分寸是以《灵枢·骨度》所规定的人体各部的分寸为基础，结合历代医家的折量分寸而确定的。

任脉 阴脉之海

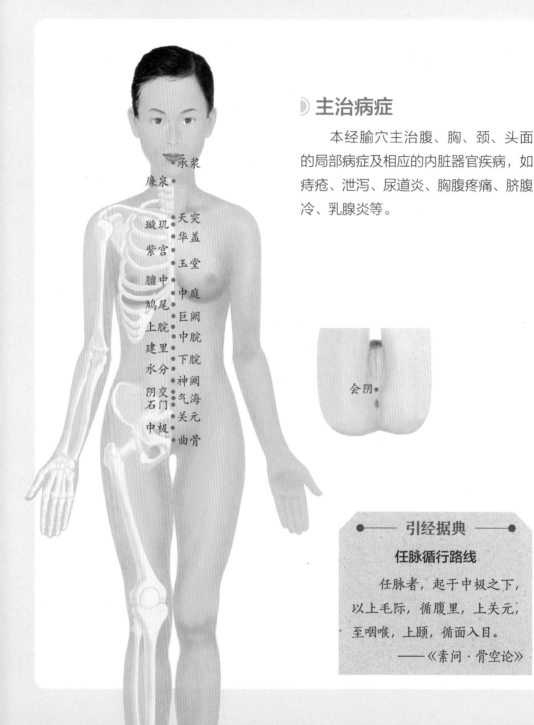

承浆
廉泉
璇玑
紫宫
膻中
鸠尾
上脘
建里
水分
阴交
石门
中极

天突
华盖
玉堂
中庭
巨阙
中脘
下脘
神阙
气海
关元
曲骨

会阴

主治病症

本经腧穴主治腹、胸、颈、头面的局部病症及相应的内脏器官疾病，如痔疮、泄泻、尿道炎、胸腹疼痛、脐腹冷、乳腺炎等。

引经据典

任脉循行路线

任脉者，起于中极之下，以上毛际，循腹里，上关元，至咽喉，上颐，循面入目。

——《素问·骨空论》

◗ 常用穴位

关元穴	主治	主治阳痿、遗精、遗溺、小便频数、小便不通、月经不调、崩漏、带下等。
	取穴技巧	从肚脐正中央向下量3寸的位置即是关元穴。
神阙穴	主治	主治腹中虚冷、腹痛、腹泻、肠鸣、小儿厌食、老人滑肠失禁、脱肛、关节炎、肩周炎、坐骨神经痛、前列腺肥大、荨麻疹、过敏性鼻炎、子宫脱垂、不孕症等。
	取穴技巧	位于脐窝正中。
中脘穴	主治	主治腹胀、腹泻、腹痛、腹鸣、吞酸、呕吐、便秘、黄疸、食欲不振、目眩、耳鸣、痤疮、精力不济、神经衰弱等。
	取穴技巧	位于人体上腹部，前正中线上，当脐上4寸。
膻中穴	主治	主治胸部疼痛、腹部疼痛、心悸、呼吸困难、咳嗽、过胖、过瘦、呃逆、乳腺炎、缺乳症、咳喘病等。
	取穴技巧	位于胸部两乳头连线的中点，平第4肋间处。
天突穴	主治	主治咳嗽、气喘、胸痛、咽喉肿痛等。
	取穴技巧	两锁骨内侧的凹陷处，胸骨上窝中央的咽喉位置即是天突穴。
承浆穴	主治	主治口眼歪斜、牙龈肿痛、流涎、癫狂、遗溺等。
	取穴技巧	下唇与下颏之间的中央凹陷处即是承浆穴。

督脉 阳脉之海

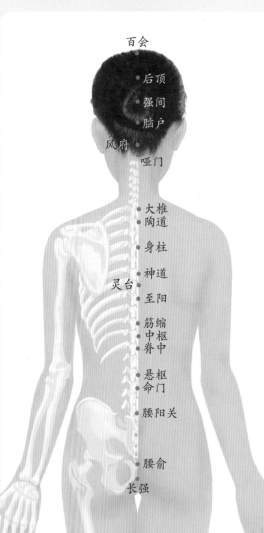

百会
后顶
强间
脑户
风府
哑门
大椎
陶道
身柱
神道
灵台
至阳
筋缩
中枢
脊中
悬枢
命门
腰阳关
腰俞
长强

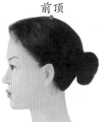

前顶

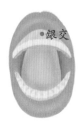

龈交

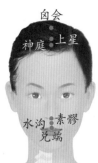

囟会
神庭 上星
水沟 素髎
兑端

◗ 主治病症

本经腧穴主治神志病、热病，以及腰骶、背、头项局部病症及相应的内脏疾病，如手足拘挛、抽搐、癫痫、精神分裂症、头痛、颈项疼痛、四肢疼痛及麻木等。

●━━ 引经据典 ━━●

督脉循行路线

督脉者，起于下极之俞，并于脊里，上至风府，入属于脑。

——《难经·二十八难》

常用穴位

长强穴	主治	主治泄泻、便血、便秘、痔疾、脱肛、癫痫等。
	取穴技巧	尾骨端与肛门连线的中点处即是长强穴。
命门穴	主治	主治遗精、阳痿、月经不调、带下、泄泻、腰脊强痛等。
	取穴技巧	取坐位，两手中指按着肚脐正中，平行移向背后，两指会合于脊柱之处即为该穴。
大椎穴	主治	主治热病、疟疾、周身畏寒、感冒、目赤肿痛、头项强痛、癫痫、咳喘等。
	取穴技巧	低头时，摸到颈后突起最高处下方凹陷即是大椎穴。
风府穴	主治	主治中风不语、半身不遂、癫狂、颈痛项强、眩晕、咽痛等。
	取穴技巧	在颈后区，枕外隆凸直下，两侧斜方肌之间凹陷中。
百会穴	主治	主治头痛、头重脚轻、痔疮、高血压、低血压、宿醉、目眩失眠、焦躁等。
	取穴技巧	将耳郭折叠向前，找到耳尖。经两耳尖做一连线，此连线与头部正中线的交点处，即为百会穴。
神庭穴	主治	主治失眠、惊悸、痫证、头痛、眩晕等。
	取穴技巧	先找到前发际，正中直上 0.5 寸处。

手太阴肺经 呼吸畅通不咳喘

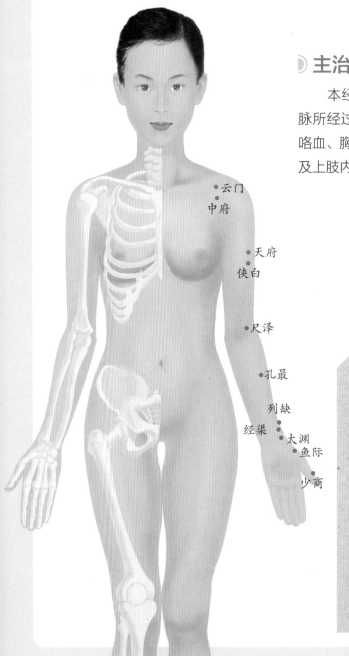

云门
中府
天府
侠白
尺泽
孔最
列缺
经渠
太渊
鱼际
少商

◗ 主治病症

本经腧穴可主治呼吸系统和本经脉所经过部位的病症，如咳嗽、喘息、咯血、胸闷胸痛、咽喉肿痛、外感风寒及上肢内侧前缘疼痛等。

◆—— 引经据典 ——◆

手太阴肺经循行路线

肺，手太阴之脉，起于中焦，下络大肠，还循胃口，上膈属肺，从肺系横出腋下，下循臑内，行少阴心主之前，下肘中，循臂内上骨下廉，入寸口，上鱼，循鱼际，出大指之端；其支者，从腕后直出次指内廉，出其端。

——《灵枢·经脉》

常用穴位

孔最穴	主治	主治肺结核咯血、咽喉炎、扁桃体炎、支气管炎、支气管哮喘、肘臂痛、手关节痛等。
	取穴技巧	在前臂掌面桡侧，当尺泽与太渊连线上，腕横纹上7寸。
列缺穴	主治	主治伤风、头痛、项强、咳嗽、气喘、咽喉肿痛、口眼歪斜、牙痛等。
	取穴技巧	两手虎口自然伸直交叉，一手食指按在另一手桡骨茎突上，指尖下凹陷中。
经渠穴	主治	主治疟疾寒热、胸背佝偻、胸满喉痹、咳逆上气、热病无汗、心痛、呕吐、伤寒喘促等。
	取穴技巧	一手食指、中指、无名指3指并拢，无名指置于另一手腕横纹下，中指指腹按压在动脉跳动处，中指指尖所在的凹陷处即是经渠穴。
太渊穴	主治	主治咳嗽、气喘、咳血、胸痛、咽喉肿痛、腕臂痛、无脉症等。
	取穴技巧	在腕掌侧横纹桡侧，桡动脉搏动处。
鱼际穴	主治	主治咽喉肿痛、咳嗽、鼻衄、中暑、呕吐、小儿惊风、扁桃体炎、腮腺炎、感冒发热、支气管炎、肺炎、咯血等。
	取穴技巧	在手掌外侧，第1掌骨中点桡侧，赤白肉际处。
少商穴	主治	主治咽喉肿痛、鼻衄、高热、昏迷、扁桃体炎、中风、精神分裂症等。
	取穴技巧	拇指伸直，先确定桡侧指甲角，再向侧上方旁开0.1寸即是该穴。

手阳明大肠经 肺和大肠的卫士

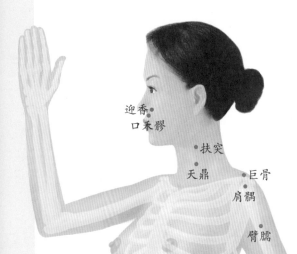

迎香
口禾髎
扶突
天鼎　　巨骨
肩髃
臂臑
手五里　　肘髎
曲池　　上廉
手三里
下廉
温溜
偏历
阳溪
三间　合谷
二间
商阳

🌙 主治病症

　　本经腧穴主治本经循行部位疼痛、热肿痛或寒冷麻木等症，如腹痛、肠鸣、泄泻、便秘、咽喉肿痛、牙痛、面瘫、耳鸣、上肢麻木等。

●—— 引经据典 ——●

手阳明大肠经循行路线

　　大肠，手阳明之脉，起于大指次指之端，循指上廉，出合谷两骨之间，上入两筋之中，循臂上廉，入肘外廉，上臑外前廉，上肩，出髃骨之前廉，上出于柱骨之会上，下入缺盆，络肺，下膈属大肠；其支者，从缺盆上颈贯颊，入下齿中，还出挟口，交人中，左之右，右之左，上挟鼻孔。

——《灵枢·经脉》

▷ 常用穴位

商阳穴	主治	主治头痛、眩晕、目赤肿痛、鼻衄、鼻炎、鼻窦炎、牙痛、咽喉肿痛、牙关紧闭、面部肿痛、口眼歪斜、半身不遂、腮腺炎、手指痉挛、臂痛等。
	取穴技巧	在食指末节桡侧，距指甲根角侧上方 0.1 寸（指寸）。
二间穴	主治	主治目昏、鼻出血、齿痛、牙龈炎、口歪、咽喉肿痛、热病、面神经炎、三叉神经痛、腰痛等。
	取穴技巧	自然弯曲手指，找到第 2 掌指关节，向指尖摸到关节结束处，靠近拇指侧，食指深浅颜色变化交界处。
合谷穴	主治	主治牙痛、牙龈痛、痤疮、赘疣、三叉神经痛、眼睛疲劳、咽喉肿痛、耳鸣、面神经麻痹、口眼歪斜、打嗝等。
	取穴技巧	一手拇指弯曲，另一手虎口分开，弯曲的拇指指间关节卡在另一只手张开的虎口处，自然落下，拇指尖处即是。
曲池穴	主治	主治发热、咽痛、疟疾、半身不遂、肩痛不举、膝关节肿痛、头痛、头晕、目赤肿痛、视物不清、牙痛、月经不调、荨麻疹等。
	取穴技巧	将手肘内弯约呈直角，用另一只手拇指下压肘横纹尽处凹陷即是曲池穴。
迎香穴	主治	主治鼻炎、鼻塞、鼻窦炎、流涕、牙痛、感冒等。
	取穴技巧	鼻翼外缘中点旁，当鼻唇沟中，即为迎香。

足阳明胃经 消化系统的主干道

▶ 主治病症

　　本经腧穴主治消化系统、神经系统、呼吸系统、循环系统某些病症和咽喉、头面、口、牙、鼻等器官病症，如腹胀、水肿、咽喉肿痛、鼻出血、胸部疼痛、下肢疼痛等。

引经据典

足阳明胃经循行路线

　　胃，足阳明之脉，起于鼻之交頞中，旁纳太阳之脉，下循鼻外，入上齿中，还出挟口环唇，下交承浆，却循颐后下廉，出大迎，循颊车，上耳前，过客主人，循发际至额颅；其支者，从大迎前下人迎，循喉咙入缺盆，下膈，属胃络脾；其直者，从缺盆下乳内廉，下挟脐，入气街中；其支者，起于胃口，下循腹里，下至气街中而合，以下髀关，抵伏兔，下膝膑中，下循胫外廉，下足跗，入中指内间；其支者，下廉三寸而别，下入中指外间；其支者，别跗上，入大指间，出其端。

——《灵枢·经脉》

头维

承泣
四白　　下关
巨髎　　颊车
地仓　　大迎

人迎

水突　　缺盆
气舍　　气户
库房

屋翳
膺窗
乳中
乳根

承满　　不容
关门　　梁门
滑肉门　太乙
外陵　　天枢
水道　　大巨
气冲　　归来

髀关

伏兔
阴市
梁丘

犊鼻

足三里

上巨虚
条口　　丰隆
下巨虚

解溪
冲阳
陷谷　　内庭
厉兑

🌓 常用穴位

颊车穴	主治	主治牙髓炎、牙周炎、腮腺炎、下颌关节炎、咬肌痉挛、牙痛、面神经麻痹、三叉神经痛、脑血管病后遗症、甲状腺肿等。
	取穴技巧	正坐或侧伏，开口取穴，在下颌角前上方1横指凹陷中。如上、下齿用力咬紧，在隆起的咬肌高点处取穴。
天枢穴	主治	主治便秘、腹胀、腹泻、脐周围痛、腹水、肠麻痹、消化不良、恶心欲吐等。
	取穴技巧	采用仰卧的姿势，天枢穴位于人体中腹部，肚脐左右各旁开2寸处。
足三里穴	主治	主治呼吸器官疾病、消化器官疾病、鼻部疾病、头痛、牙痛、神经痛、胃下垂、食欲不振、腹部胀满、呕吐等。
	取穴技巧	髌骨下缘，髌韧带外侧凹陷就是外膝眼，从外膝眼直下4横指，胫骨前缘外侧1横指处，这个交叉点即是。
上巨虚穴	主治	主治肠鸣、腹痛、腹泻、便秘、肠痈等肠胃疾患，以及下肢痿痹等。
	取穴技巧	正坐，屈膝90°，手心对髌骨，手指朝向下，无名指指端处向下量3寸即是上巨虚穴。
丰隆穴	主治	主治头痛、眩晕、咳嗽痰多、癫狂、下肢痿痹、耳源性眩晕、高血压、神经衰弱、精神分裂症、支气管炎、腓肠肌痉挛、肥胖症等。
	取穴技巧	外膝眼和外踝尖连线的中点即是丰隆穴。

足太阴脾经 主管肠胃功能

◗ 主治病症

本经腧穴主治脾胃病、妇科病、前阴病及经脉循行部位的其他病症，如胃脘痛、呕吐、嗳气、腹胀、便溏、黄疸、身重无力、舌根强痛、下肢内侧肿胀、足大趾运动障碍等。

—— 引经据典 ——
足太阴脾经循行路线

脾，足太阴之脉，起于大指之端，循指内侧白肉际，过核骨后，上内踝前廉，上踹内，循胫骨后，交出厥阴之前，上膝股内前廉，入腹，属脾，络胃，上膈，挟咽，连舌本，散舌下；其支者，复从胃别上膈，注心中。

——《灵枢·经脉》

周荣
胸乡
天溪
食窦
大包
腹哀
大横
腹结
府舍
冲门
箕门
血海
阴陵泉
地机
漏谷
三阴交
商丘
公孙
隐白 太白
大都

常用穴位

公孙穴	主治	主治胃痛、呕吐、饮食不化、肠鸣腹胀、腹痛、腹泻、痢疾、多饮、霍乱、水肿、心烦失眠、脚气等。
	取穴技巧	大脚趾第1跖骨基底部的前下方赤白肉际处。
商丘穴	主治	主治腹胀、肠鸣、腹泻、便秘、饮食不化、咳嗽、黄疸、怠惰嗜卧、癫狂、痔疾、足踝痛等。
	取穴技巧	正坐垂足或仰卧位，在内踝前下方凹陷处。
三阴交穴	主治	主治消化不良、月经不调、不孕、难产、遗精、阳痿、疝气、小便不利、心悸、失眠、高血压、湿疹、水肿等。
	取穴技巧	小腿内侧，当内踝尖上3寸，胫骨内侧缘后方。
阴陵泉穴	主治	主治腹胀、腹泻、水肿、黄疸、喘逆、小便不利或失禁、阴茎痛、遗精、膝痛等。
	取穴技巧	小腿内侧，从膝关节往下摸，至胫骨内侧髁下方凹陷处。
血海穴	主治	主治月经不调、痛经、闭经、崩漏、股内侧痛、皮肤湿疹等。
	取穴技巧	大腿内侧，膝盖骨内侧的上角向上面2寸处筋肉的沟，一按就感觉到痛的地方即是血海穴。
腹结穴	主治	主治腹痛、绕脐腹痛、腹泻、腹寒泄泻、咳逆、疝气等。
	取穴技巧	在下腹部，当脐中下1.3寸，距前正中线4寸。

手少阴心经 心脏系统的掌门人

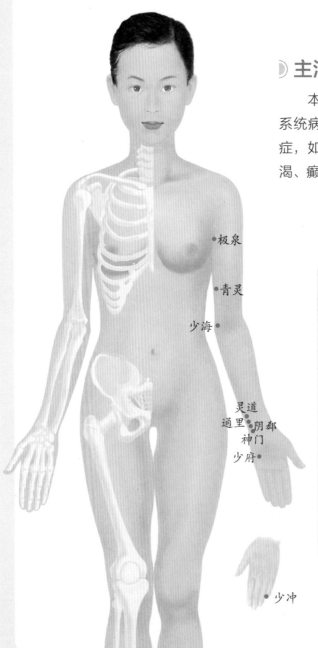

极泉

青灵

少海

灵道
通里　阴郄
　神门
少府

少冲

◗ 主治病症

　　本经腧穴可主治循环系统、神经系统病症以及经脉循行所过部位的病症，如心痛、心悸、失眠、咽干、口渴、癫狂及上肢内侧后缘疼痛等。

常用穴位

极泉穴	主治	主治心痛、胸闷、心悸、气短、肩臂疼痛、胁肋疼痛、臂丛神经损伤、腋臭等。
	取穴技巧	腋窝正中顶点，腋动脉搏动处。
少海穴	主治	主治心痛、癔症、暴喑、健忘、癫狂善笑、痫证、肘臂挛痛、臂麻手颤、头项痛、目眩、腋胁痛等。
	取穴技巧	屈肘，当肘横纹内侧端与肱骨内上髁连线的中点处。
阴郄穴	主治	主治心痛、惊悸、骨蒸盗汗、吐血、衄血、失音等。
	取穴技巧	腕横纹上 0.5 寸，尺侧腕屈肌腱的桡侧缘。
神门穴	主治	主治心痛、心烦、惊悸、健忘、失眠、吐血、目黄胁痛、失音、高血压、胸胁痛等。
	取穴技巧	仰掌，找到腕掌侧最靠近小指的肌腱，此肌腱靠近拇指侧与腕掌侧远端横纹交点处的凹陷即为该穴。
少府穴	主治	主治心悸、心痛、心烦、胸痛、阴痒、阴痛、小便不利、手小指挛痛、拘挛等。
	取穴技巧	在手掌面，第 4、第 5 掌骨之间，握拳时当小指尖处。
少冲穴	主治	主治心悸、心痛、癫狂、热病、昏迷、胸胁痛、胸满气急、手臂挛痛等。
	取穴技巧	位于手部距小指指甲角 0.1 寸，靠无名指侧。

手太阳小肠经 五官、肠胃疾病的领导者

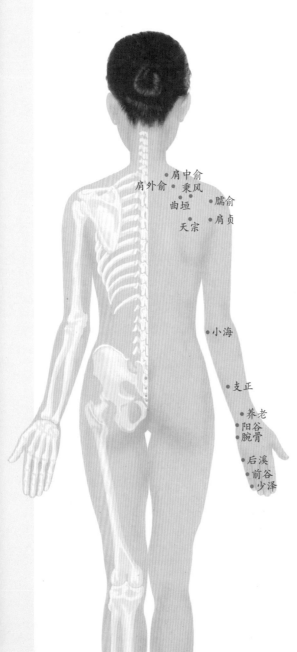

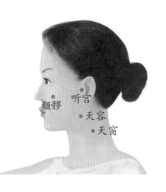

颧髎　听宫　天容　天窗

肩中俞
肩外俞　秉风
曲垣　臑俞
天宗　肩贞

小海

支正

养老
阳谷
腕骨

后溪
前谷
少泽

▶ 主治病症

本经腧穴主治头面部疾病、五官疾病、颈部疾病、咽喉疾病、口腔疾病、肠胃病及经脉循行部位的其他病症，如耳聋、牙痛、头痛、口腔炎、咽喉肿痛、腹痛、腹泻、便秘、痔疮等。

◆—— 引经据典 ——◆
手太阳小肠经循行路线

小肠，手太阳之脉，起于小指之端，循手外侧，上腕，出踝中，直上循臂骨下廉，出肘内侧两筋之间，上循臑外后廉，出肩解，绕肩胛，交肩上，入缺盆，络心，循咽下膈，抵胃，属小肠；其支者，从缺盆循颈上颊，至目锐眦，却入耳中；其支者，别颊上䪼，抵鼻，至目内眦，斜络于颧。

——《灵枢·经脉》

常用穴位

少泽穴	主治	主治热病、中风、昏迷、乳汁少、乳痛、咽喉肿痛、目翳头痛等。
	取穴技巧	小指外侧指甲角侧上方 0.1 寸处即是少泽穴。
养老穴	主治	主治目视不明、头痛、面痛、肩痛、背痛、肘痛、臂痛等。
	取穴技巧	前臂背面，靠近手背，在小指侧，在手腕突出的骨头近心端拇指侧的凹陷处即为养老穴。
支正穴	主治	主治头痛、目眩、热病、癫狂、项强、肘臂酸痛等。
	取穴技巧	屈肘俯掌位，在腕背横纹上 5 寸，当阳谷与小海的连线上。
肩中俞穴	主治	主治咳嗽、气喘、咳血、肩背疼痛等。
	取穴技巧	前倾坐位或俯卧位，背部第 7 颈椎棘突下左右各旁开 2 寸处。
天容穴	主治	主治耳鸣、耳聋、咽喉肿痛、颈项肿痛、头痛、甲状腺肿大、哮喘、胸膜炎、牙龈炎等。
	取穴技巧	正坐或仰卧，平下颌角，在胸锁乳突肌的前缘凹陷中。
听宫穴	主治	主治耳鸣、耳聋、耳痛、牙痛、牙关不利等。
	取穴技巧	耳屏正中的前方，张开嘴巴时的凹陷处即是听宫穴。

足太阳膀胱经 统领全身的通畅与健康

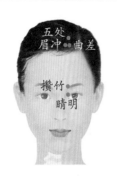

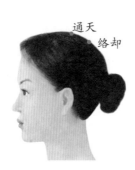

五处
眉冲 曲差
通天
络却
攒竹
睛明

主治病症

本经腧穴主治泌尿生殖系统、神经系统、呼吸系统、循环系统、消化系统的病症及本经所过部位的病症，如癫痫、头痛、目疾、鼻病、遗尿、小便不利及下肢后侧部位的疼痛等。

引经据典

足太阳膀胱经循行路线

膀胱，足太阳之脉，起于目内眦，上额交巅。其支者，从巅至耳上角。其直者，从巅入络脑，还出别下项，循肩髆内，挟脊抵腰中，入循膂，络肾，属膀胱。其支者，从腰中下挟脊，贯臀入腘中。其支者，从髆内左右别下贯胛，挟脊内，过髀枢，循髀外，从后廉下合腘中。以下贯腨内，出外踝之后，循京骨至小指外侧。

——《灵枢·经脉》

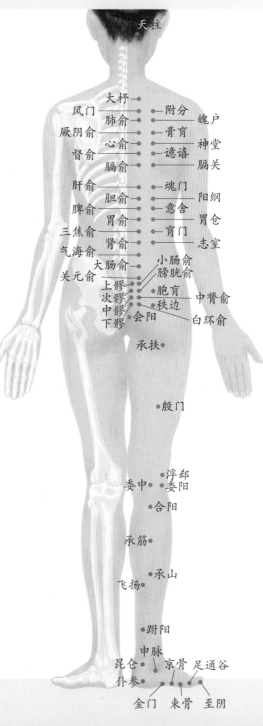

天柱
大杼
风门 肺俞
厥阴俞 心俞
督俞 膈俞
肝俞
脾俞 胆俞
胃俞
三焦俞 肾俞
气海俞
大肠俞
关元俞
上髎
次髎
中髎
下髎
附分 魄户
膏肓 神堂
譩譆 膈关
魂门 阳纲
意舍 胃仓
肓门 志室
小肠俞
膀胱俞
胞肓 中膂俞
秩边
会阳 白环俞
承扶
殷门
浮郄
委中 委阳
合阳
承筋
承山
飞扬
跗阳
申脉
昆仑 京骨 足通谷
仆参 金门 束骨 至阴

常用穴位

攒竹穴	主治	主治头痛、目眩、目翳、目赤肿痛、迎风流泪、近视、眉棱骨痛、结膜炎、面神经麻痹等。
	取穴技巧	眉毛内侧边缘凹陷处即是攒竹穴。
大杼穴	主治	主治各种骨病（骨、肩、腰、骶、膝关节痛）、发热、咳嗽、头痛、鼻塞等。
	取穴技巧	正坐低头或俯卧位，在第 1 胸椎棘突下，督脉左右各旁开 1.5 寸处取穴。
心俞穴	主治	主治心经及循环系统疾病，心痛、惊悸、咳嗽、吐血、失眠、健忘、盗汗、梦遗、癫痫、胸痛、心悸、晕车、头痛、恶心欲吐、神经官能症等。
	取穴技巧	低头时颈部高凸处，向下数第 5 个棘突下的凹陷处，左右各旁开 1.5 寸。
脾俞穴	主治	主治腹胀、黄疸、呕吐、泄泻、痢疾、便血、水肿等。
	取穴技巧	两侧肩胛骨下缘的连线与脊柱相交处为第 7 胸椎，向下数第 4 个突起下方左右各旁开 1.5 寸的位置即是脾俞穴。
三焦俞穴	主治	主治遗尿、小便不利、水肿、遗精、阳痿、月经不调、白带、耳聋、耳鸣、咳嗽、气喘、中风偏瘫、腰痛、骨病等。
	取穴技巧	采用俯卧姿势，当第 1 腰椎棘突下，左右各旁开 1.5 寸处。
委中穴	主治	主治腰脊疼痛、筋挛急、半身不遂、下肢痿痹、皮疹、周身瘙痒、疔疮、腹痛吐泻、遗尿、小便不利等。
	取穴技巧	膝盖后面凹陷中央的横纹的中点即是委中穴。

足少阴肾经 人体长寿大药

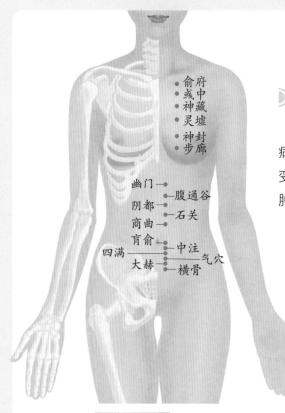

俞府
彧中
神藏
灵墟
神封
步廊

幽门
阴都
商曲
肓俞
四满
大赫
腹通谷
石关
中注
气穴
横骨

阴谷

涌泉

筑宾

交信 复溜
太溪
照海 大钟
水泉
然谷

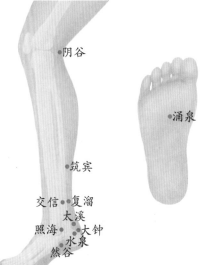

◗ 主治病症

本经腧穴主治妇科病、肾病、肺病、咽喉病症以及经脉循行部位的病变，如月经不调、遗精、小便不利、水肿、便秘、泄泻等。

引经据典

足少阴肾经循行路线

肾，足少阴之脉，起于小指之下，斜走足心，出于然谷之下，循内踝之后，别入跟中，以上腨内，出腘内廉，上股内后廉，贯脊属肾，络膀胱。其直者，从肾上贯肝膈，入肺中，循喉咙，挟舌本。其支者，从肺出络心，注胸中。

——《灵枢·经脉》

▶ 常用穴位

涌泉穴	主治	主治神经衰弱、精力减退、乏力倦怠、妇科病、失眠、高血压、晕眩、焦虑、糖尿病、过敏性鼻炎、更年期综合征等。
	取穴技巧	抬起脚，脚趾弯曲，前脚掌最凹陷处。
然谷穴	主治	主治月经不调、阴痒、遗精、阳痿、小便不利、泄泻、胸胁胀痛、咳血、小儿脐风、消渴、黄疸、下肢痿痹等。
	取穴技巧	在脚的内侧缘，足舟骨隆起下方，皮肤深浅颜色交界处即是然谷穴。
太溪穴	主治	主治头痛目眩、咽喉肿痛、齿痛、耳聋、耳鸣、咳嗽、气喘、胸痛咳血、消渴、月经不调、失眠、健忘、遗精、阳痿、腰脊痛、内踝肿痛等。
	取穴技巧	内踝尖和跟腱（脚后跟往上，足踝后部粗大的肌腱）之间的凹陷处即是太溪穴。
照海穴	主治	主治咽喉干燥、失眠、嗜卧、惊恐不宁、目赤肿痛、月经不调、痛经、赤白带下、疝气、小便频数、不寐、脚气等。
	取穴技巧	内踝尖下方凹陷处即是照海穴。
复溜穴	主治	主治泄泻、肠鸣、水肿、腹胀、腿肿、足痿、盗汗、身热无汗、腰脊强痛等。
	取穴技巧	内踝尖和脚跟后部粗大的肌腱之间的凹陷处向上2寸即是复溜穴。

手厥阴心包经 心神交汇的保护神

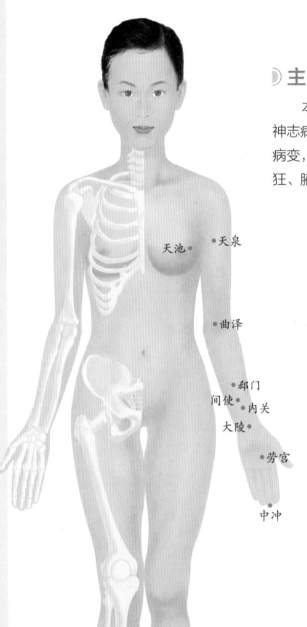

天池 · · 天泉

· 曲泽

· 郄门

间使 · · 内关

大陵 · · 劳宫

· 中冲

主治病症

本经腧穴主治心、心包、胸、胃、神志病，以及经脉循行经过部位的其他病变，如心痛、胸闷、心悸、心烦、癫狂、腋肿、肘臂挛急、掌心发热等。

—— 引经据典 ——

手厥阴心包经循行路线

心主，手厥阴心包络之脉，起于胸中，出属心包络，下膈，历络三焦。其支者，循胸出胁，下腋三寸，上抵腋下，循臑内，行太阴少阴之间，入肘中，下臂，行两筋之间，入掌中，循中指，出其端；其支者，别掌中，循小指次指出其端。

——《灵枢·经脉》

常用穴位

天池穴	主治	主治胸闷、心烦、咳嗽、痰多、气喘、胸痛、腋下肿痛、疟疾、乳痈等。
	取穴技巧	取直立位，充分暴露胸部，男性乳头水平正对第 4 肋间隙，女性则为锁骨向下，数至第 4 肋骨间隙，再于前正中线左右各旁开 5 寸处。
天泉穴	主治	主治心痛、胸胁胀满、咳嗽、胸背及上臂内侧痛等。
	取穴技巧	取直立位，在前臂内侧肱二头肌的长短头之间，在腋前纹头下 2 寸处。
曲泽穴	主治	主治心痛、善惊、心悸、胃痛、呕吐、转筋、热病、烦躁、肘臂痛、上肢颤动、咳嗽等。
	取穴技巧	微屈肘关节，肘横纹上，大筋内侧凹陷处，当肱二头肌肌腱的尺侧缘，能感觉到动脉搏动处。
内关穴	主治	主治心痛、心悸、胸痛、胃痛、呕吐、呃逆、失眠、眩晕、中风、偏瘫、哮喘、偏头痛、肘臂挛痛等。
	取穴技巧	采用正坐仰掌的姿势，在离手腕第 1 横纹上 2 寸的两条筋之间的凹陷处即是（掌长肌腱与桡侧腕屈肌腱之间）。
大陵穴	主治	主治心痛、心悸、胃痛、呕吐、惊悸、癫狂、痫证、胸胁痛、腕关节疼痛等。
	取穴技巧	在手掌与手臂连接处，靠近手掌的横纹即为腕横纹，在腕横纹的中点处。
劳宫穴	主治	主治中风昏迷、中暑、心痛、癫狂、痫证、口疮、口臭等。
	取穴技巧	自然握拳，中指尖与掌心接触的地方。

手少阳三焦经 守护气血循行

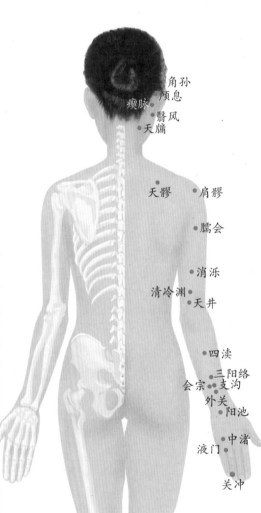

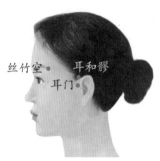

角孙
颅息
瘈脉
翳风
天牖

天髎
肩髎
臑会
消泺
清冷渊
天井
四渎
三阳络
会宗
支沟
外关
阳池
中渚
液门
关冲

丝竹空
耳和髎
耳门

◗ 主治病症

本经腧穴主治热病、头面五官病症和本经经脉所过部位的病症，如头痛、耳聋、耳鸣、目赤肿痛、颊肿、水肿、小便不利、遗尿，以及肩臂外侧疼痛等。

◆—— 引经据典 ——

手少阳三焦经循行路线

三焦，手少阳之脉，起于小指次指之端，上出两指之间，循手表腕，出臂外两骨之间，上贯肘，循臑外，上肩而交出足少阳之后，入缺盆，布膻中，散络心包，下膈，循属三焦；其支者，从膻中上出缺盆，上项系耳后，直上出耳上角，以屈下颊至𬱟。其支者，从耳后，入耳中，出走耳前，过客主人前，交颊至目锐眦。

——《灵枢·经脉》

◗ 常用穴位

阳池穴	主治	主治腕痛、肩臂痛、耳聋、疟疾、消渴、口干、喉痹等。
	取穴技巧	手掌伸直，向手背方向微微弯曲，可以在腕背横纹中看到明显的指伸肌腱，在该肌腱的小指侧凹陷处。
支沟穴	主治	主治头痛、耳鸣、耳聋、目痛、咽肿、便秘、呕吐、泄泻、乳汁不足、胁肋痛、落枕等。
	取穴技巧	暴露前臂，在前臂背侧，腕背横纹上3寸，尺骨与桡骨之间。
肩髎穴	主治	主治臂痛、肩重不能举、胁肋疼痛等。
	取穴技巧	在肩部肩髃后方，当肩外展时，于肩峰后下方凹陷处。
角孙穴	主治	主治耳部肿痛、目赤肿痛、目翳、齿痛、唇燥、项强、头痛等。
	取穴技巧	在头部，将耳郭折叠向前，找到耳尖。当耳尖直上发际处。
耳门穴	主治	主治耳鸣、耳道炎、头晕、面部肌肉酸痛、聋哑、牙痛、腮腺炎等。
	取穴技巧	耳屏上缘的前方，张嘴时的凹陷处即是耳门穴。
丝竹空穴	主治	主治目赤肿痛、眼睑瞤动、头痛、齿痛、癫狂、痫证等。
	取穴技巧	眉梢凹陷处即是丝竹空穴。

足少阳胆经 主治热病、五官疾病等

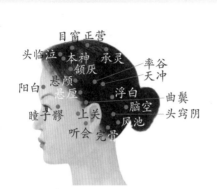

目窗正营
头临泣 本神 承灵 率谷
颔厌 天冲
阳白 悬颅
悬厘 浮白 曲鬓
瞳子髎 上关 脑空
听会 完骨 风池 头窍阴

肩井

辄筋 渊液

日月

带脉 京门

维道 五枢
居髎 环跳

风市

中渎

膝阳关

阳陵泉

外丘 阳交
光明 阳辅
悬钟

丘墟

地五会 足临泣
足窍阴 侠溪

主治病症

本经腧穴主治头面五官疾患、神志病、热病，以及本经脉所经过部位的病症，如口苦、目眩、头痛、颔痛、腋下肿、胸胁痛、缺盆部肿痛、下肢外侧疼痛等。

引经据典

足少阳胆经循行路线

胆，足少阳之脉，起于目锐眦，上抵头角，下耳后，循颈行手少阳之前，至肩上却交出手少阳之后，入缺盆；其支者，从耳后入耳中，出走耳前，至目锐眦后；其支者，别锐眦，下大迎，合于手少阳，抵于䪼，下加颊车，下颈，合缺盆，以下胸中，贯膈，络肝，属胆，循胁里出气街，绕毛际，横入髀厌中。其直者，从缺盆下腋，循胸过季胁，下合髀厌中，以下循髀阳，出膝外廉，下外辅骨之前，直下抵绝骨之端，下出外踝之前，循足跗上，入小指次指之间。其支者，别跗上，入大指之间，循大指歧骨内，出其端，还贯爪甲，出三毛。

——《灵枢·经脉》

常用穴位

风池穴	主治	主治头痛、眩晕、颈项强痛、目赤肿痛、目泪出、鼻渊、鼻衄、耳聋、中风、口眼歪斜、疟疾等。
	取穴技巧	颈部耳后发际下的凹窝内，胸锁乳突肌上端与斜方肌上端之间的凹陷中，相当于耳垂齐平的位置即是风池穴。
肩井穴	主治	主治肩酸痛、头酸痛、头重脚轻、眼睛疲劳、耳鸣、高血压、落枕等。
	取穴技巧	患者取坐位，找到大椎与肩峰外侧端二者连线中点即是。
听会穴	主治	主治耳鸣、耳聋、耳部流脓、齿痛、下颌脱臼、口眼歪斜、面痛、头痛等。
	取穴技巧	在耳屏下缘前方，张嘴时的凹陷处即是听会穴。
京门穴	主治	主治腹胀、小腹痛、水道不通、溺黄、腰痛、骨痹痛、肠鸣、泄泻、腹胀、胁痛等。
	取穴技巧	侧卧位，侧腹部当第 12 肋骨游离端下际。
环跳穴	主治	主治坐骨神经痛、下肢麻痹、脑血管病后遗症、腰腿痛、髋关节及周围软组织疾病、脚气、感冒、神经衰弱、风疹、湿疹等。
	取穴技巧	侧卧，下面腿伸直，上面的腿屈髋屈膝，在股骨大转子最凸点与骶骨裂孔连线的外 1/3 与中 1/3 交点。
阳陵泉穴	主治	主治腰痛、膝盖疼痛、消化不良、抽筋、麻痹、腰腿疲劳、胃溃疡、坐骨神经痛、胆囊炎、高血压等。
	取穴技巧	下肢微屈，在小腿外侧找到腓骨小头，其前下方凹陷中即是该穴。

足厥阴肝经 主治神志病、热病等

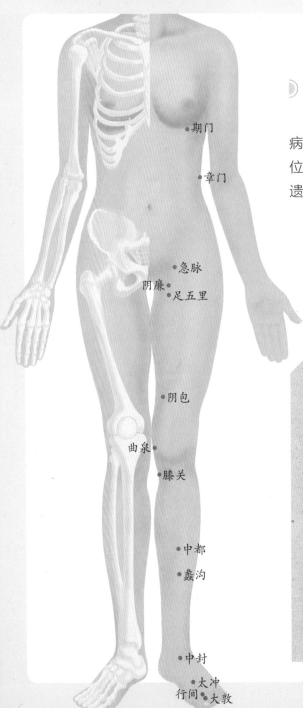

期门

章门

急脉

阴廉 足五里

阴包

曲泉

膝关

中都

蠡沟

中封

太冲

行间 大敦

◗ 主治病症

本经腧穴主治肝胆病、神经系统病、妇科病、前阴病，以及经脉循行部位的其他病症，如腰痛、胸满、呃逆、遗尿、小便不利、疝气、小腹痛等。

◆—— 引经据典 ——◆

足厥阴肝经循行路线

肝，足厥阴之脉，起于大指丛毛之际，上循足跗上廉，去内踝一寸，上踝八寸，交出太阴之后，上腘内廉，循股阴，入毛中，过阴器，抵小腹。挟胃属肝络胆，上贯膈，布胁肋，循喉咙之后，上入颃颡，连目系，上出额，与督脉会于巅；其支者，从目系下颊里，环唇内；其支者，复从肝，别贯膈，上注肺。

——《灵枢·经脉》

常用穴位

行间穴	主治	主治目赤肿痛、青盲、失眠、癫痫、月经不调、痛经、崩漏带下、小便不利、尿痛等。
	取穴技巧	采用正坐或仰卧位，位于足背侧，第1、第2趾合缝后方赤白肉分界处凹陷中。
太冲穴	主治	主治头痛、眩晕、目赤肿痛、口眼歪斜、胁痛、腹胀、呃逆、行路困难、月经不调、疝气、遗尿、癫痫、小儿惊风等。
	取穴技巧	在足背部，从第1、第2趾间沿第1跖骨内侧向小腿方向触摸，摸到凹陷处即是太冲穴。
阴包穴	主治	主治腰骶痛引少腹、小便不利、遗尿、月经不调等。
	取穴技巧	屈膝正坐或卧位，当髌底上4寸，股薄肌与缝匠肌之间。
章门穴	主治	主治腹痛、腹胀、泄泻、胁痛、痞块、高血压、胸胁痛、腹膜炎、烦热气短、胸闷肢倦、腰脊酸痛等。
	取穴技巧	平卧位，在侧腹部，先找到第11肋游离端，即肋弓下的第1个游离肋骨，该肋骨的下方，即为章门穴。
期门穴	主治	主治胸胁胀满疼痛、呕吐、呃逆、腹胀、泄泻、饥不欲食、喘咳、疟疾等。
	取穴技巧	乳头直下第6肋间隙，前正中线左右各旁开4寸即是期门穴。

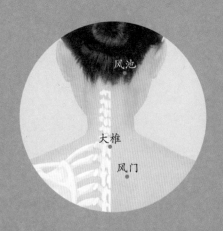

风池

大椎

风门

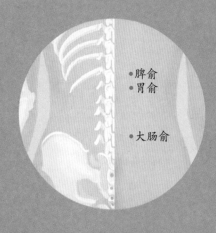

脾俞

胃俞

大肠俞

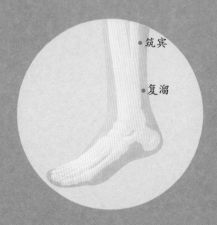

筑宾

复溜

第 3 章

常灸保健穴，

健康伴你行

在人体的多个穴位中，有一些常用保健穴位：足三里、神阙、关元、中脘、膏肓、命门、涌泉、大椎等，经常艾灸这些穴位，能够起到保健养生、祛除百病的功效。

中脘穴

◗ 穴位链接

　　脘指的是胃，中脘即胃的正中间，中脘穴是一个交会穴，是不同的经脉交会在一起的穴位。中脘叫后天之本，人体的五脏六腑，它们的精气都会汇聚到中脘这个位置。艾灸中脘穴有健脾和胃、补中益气、延缓衰老、美容养颜的功效。

定位：在腹正中线上，脐上4寸处。

保健功效：为强壮要穴，具有健脾益胃、培补后天的作用。

对症疾病：

消化系统病症：胃痛、反酸、呃逆、胃出血、胃溃疡、胃下垂、腹痛、阑尾炎。

神志病症：脏躁、失眠、精神分裂症。

妇科病症：月经不调、闭经、子宫脱垂。

其他病症：肢体乏力、麻木、高血压、头痛、中暑。

保健灸法：一般可直接灸（宜用无瘢痕灸）5～7壮，或艾条温和灸10～15分钟。

神阙穴

◐ 穴位链接

肚脐正位于人体的"黄金分割点"上，是调整人体机能的最佳作用点，神阙穴与人体生命活动密切相关，是人体的长寿大穴。经常对神阙穴进行保养，可使人体真气充盈、精神饱满、体力充沛、腰肌强壮、面色红润、耳聪目明、轻身延年。并对腹痛肠鸣、水肿腹胀、泻痢脱肛、中风脱证等有独特的疗效。

定位： 位于肚脐正中处。

保健功效： 神阙为任脉之要穴，具有温阳益气、补肾健脾之功。

对症疾病： 腹痛、泄泻、脱肛、水肿、虚脱。

保健灸法： 灸 10 ～ 20 分钟，灸时用温和灸或隔物灸法，如将盐填脐心上，置艾炷灸之，有益寿延年之功。艾灸此穴选择冬季为宜。

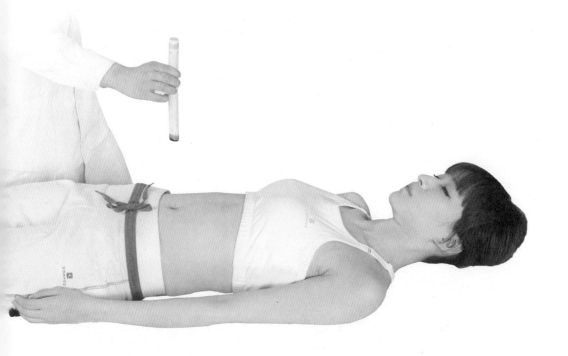

关元穴

穴位链接

传统中医理论认为，肾为先天之本，主藏精，只宜固密，不宜耗散。五志过极、惊恐伤肾、体力过劳、精力不足、恣情纵欲，都可导致肾精亏损，肾气不足，封藏失职，而出现遗精、早泄。对此，除不断进行身心调节、解除精神紧张、消除恐惧心理之外，还可以通过艾灸的方法治疗。

在人体穴位之中，位于下腹部的关元穴，为男子藏精之处，艾灸这个穴位，有利于补肾固精，强健男性功能。

定位： 在腹正中线上，脐下3寸处。

保健功效： 调补肝肾，调经止带，调理肠道，回阳固脱，强身健体。

对症疾病：

泌尿系统病症：遗尿、尿失禁、尿潴留、尿路感染、小便赤涩、急慢性膀胱炎。

生殖系统病症：遗精、阳痿、性功能减退、前列腺炎、月经不调、盆腔炎、子宫脱垂、功能性子宫出血。

消化系统病症：消化不良、腹痛、泄泻、痢疾、脱肛、肠道蛔虫病。

其他病症：休克、眩晕、虚劳、腰痛、低血压、类风湿性关节炎。

保健灸法： 直接灸（宜用无瘢痕灸）每次5～7壮，或艾条温和灸10～20分钟，隔日1次。

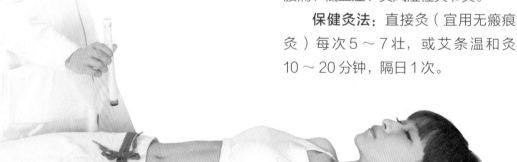

大椎穴

▶ 穴位链接

艾灸大椎穴，可用于老年人项背畏寒，用脑过度引起的疲劳、头胀、头晕，伏案或低头过度引起的项强不适、颈椎病、血管紧张性头痛等。

定位： 俯伏或坐位，在后正中线上，第 7 颈椎棘突下凹陷中。

保健功效： 手足三阳经之会，有固表祛风之功。

对症疾病：

骨伤科病症：落枕、颈椎病、肩背腰脊强痛。

热性病症：感冒、热病、恶寒发热、疟疾、中暑。

五官病症：急慢性结膜炎、睑腺炎、角膜炎、青光眼。

呼吸系统病症：咳嗽、喘逆、咽喉肿痛。

神经系统病症：小儿惊风，癫、狂、痫、癔症。

其他病症：五劳虚损、乏力、自汗、盗汗、高血压。

保健灸法： 如体虚易感冒或哮喘，可每年夏天隔姜灸，或艾条温和灸，每次 20 分钟，共灸 10 ～ 20 次。

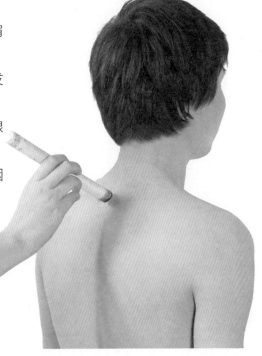

命门穴

穴位链接

命门穴，为人体的长寿大穴。命门之火是人体阳气的根本，生命活动的动力，对男子所藏生殖之精和女子胞宫的生殖功能有重要影响，对各脏腑的生理活动，起着温煦、激发和推动作用，对食物的消化、吸收与运输，以及水液代谢等都具有促进作用。经常艾灸命门穴可强肾固本，温肾壮阳，强腰膝固肾气，延缓人体衰老。

定位：位于后正中线上，第2腰椎棘突下凹陷中。

保健功效：具有补肾壮阳的作用。

对症疾病：

头面五官病症：头晕、耳鸣。

生殖泌尿系统病症：遗尿、阳痿、早泄、赤白带下、胎屡堕。

神经系统及精神病症：癫痫、惊恐。

其他病症：虚损腰痛、脊强反折、五劳七伤、手足逆冷。

保健灸法：温和灸15～30分钟，或隔姜灸3～5壮。

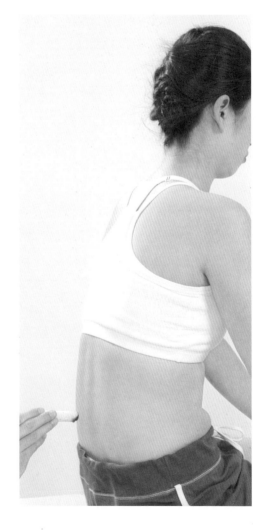

膏肓穴

▷ 穴位链接

中国有成语叫"病入膏肓"，形容病情十分严重，无法医治。然而，人体背部的膏肓穴，可对"病入膏肓"起到预防和治疗的作用。当久病不愈，身体呈现赢弱消瘦状态时，最适宜取膏肓穴施灸，可以起到扶阳固卫、济阴安营、调和全身气血的作用，从而使身体恢复强壮。

定位：位于背部第 4 胸椎棘突下，左右各旁开 3 寸处。

保健功效：常灸膏肓穴，有强壮作用。

对症疾病：支气管炎、支气管哮喘、乳腺炎、各种慢性虚损性疾病等。

保健灸法：艾条温和灸 15 ～ 30 分钟（宜用无瘢痕灸）。

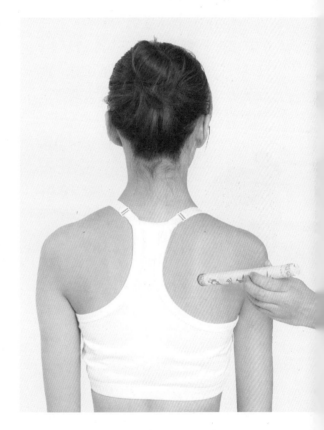

足三里穴

穴位链接

器官的衰老不是到了老年才发生的，它有个过程。如果在这个过程中，注意维护身体内部各器官的机能，那么虽不能青春永驻，也能延缓身心衰老的速度。

在我们的膝盖下面有一个调肠胃、抗衰老的穴位——足三里穴，它有理脾胃、调气血、补虚损的作用，经常艾灸此穴，可以防治各种常见的老年病，延缓衰老。

定位： 在外膝眼下3寸，胫骨前缘外侧1横指处。

取穴窍门： 髌骨下缘，髌韧带外侧凹陷就是外膝眼，从外膝眼直下4横指，胫骨前缘外侧1横指处，这个交叉点即是。

保健功效： 常灸足三里，可健脾益胃，促进消化吸收，强壮身体，改善人的免疫功能，并对肠胃、心血管系统等有良好的调节作用。中老年人常灸足三里可预防中风。

对症疾病：

消化系统病症：胃痛、呕吐、腹胀、肠鸣、消化不良、急慢性胃肠炎、十二指肠溃疡、胃下垂。

生殖泌尿系统病症：泄泻、便秘、痢疾、疳积、肾炎、肾绞痛、膀胱炎、阳痿、遗精、功能性子宫出血、盆腔炎。

精神病症：癫狂、中风昏迷。

其他病症：脚气、水肿、下肢不遂、心悸、气短、虚劳羸瘦、阑尾炎、肠梗阻、肝炎、高血压、高脂血症、冠心病、心绞痛、风湿热、支气管炎、支气管哮喘、休克、失眠等。

保健灸法： 温和灸、直接灸均可，时间可掌握在5～20分钟。

涌泉穴

穴位链接

中医认为，任何一种疾病或劳损延续的时间长了，最终都会累及肾，导致肾气亏损。

而经常艾灸涌泉穴，可以使整个足底发热，畅通全身气血，达到补肾的目的。肾水充足，则可滋润五脏六腑，促进新陈代谢，滋阴降火，改善疲乏无力、虚劳和神经衰弱等病症，达到强身的目的。

定位：脚趾屈曲，在前脚掌中心凹陷处。

保健功效：有补肾壮阳、养心安神的作用。常灸此穴，可健身强心，有益寿延年之功。

对症疾病：

神经系统病症：头痛目眩、小儿惊风、癫痫、失眠。

头面五官病症：咽痛失音、口疮。

泌尿系统病症：二便不利、肾结石。

其他病症：足心热、高热不退、咳嗽、肺炎。

保健灸法：一般可用温和灸 15 ～30 分钟。

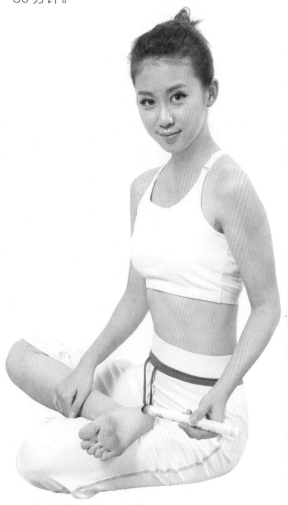

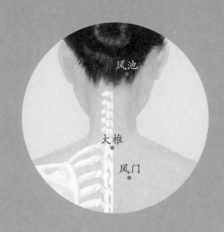

风池

大椎

风门

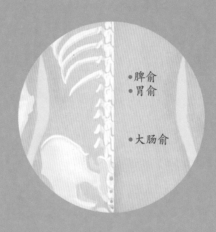

脾俞
胃俞

大肠俞

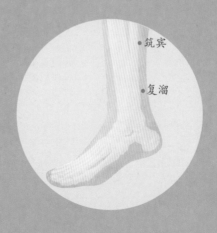

筑宾

复溜

第 4 章

呵护脏腑，

「灸」出长寿

艾灸能够很好地调理人体脏腑功能，促进人体代谢。当身体有虚弱、疲劳、心神不宁、情志不舒等不适状况时，可以用艾灸来缓解疲劳、调理情志，从而将疾病拒之门外。

养心安神

◗ 病症链接

《黄帝内经》中说："心者，君主之官，神明出焉。"心脏是人体中的重要器官，中医理论认为，心藏神，心主神智，心脏是否健康关系着人们精神状态的好坏。适当做保健能全面提升人的精气神，使人精力充沛，保持好心情。因此，我们要特别呵护心脏，艾灸养生是养心安神的一个重要手段。

◗ 艾灸特效穴

心俞穴、膻中穴、内关穴。

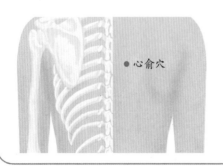
●心俞穴

◗ 特效穴位解析

心俞穴

定位：在背部，第5胸椎棘突下，左右各旁开1.5寸。

简易取穴法：位于人体的背部，采用正坐姿势，从大椎穴向下数5个棘突下的凹陷中，左右各旁开2指宽处。

主治：心经及循环系统疾病，心痛、惊悸、咳嗽、吐血、失眠、健忘、盗汗、梦遗、癫痫、胸痛、心悸、晕车、头痛、恶心欲吐等。

取穴原理：宽胸理气，通络安神。

膻中穴

定位：在胸部，前正中线上，平第4肋间，两乳头连线的中点。

简易取穴法：位于胸部，取仰卧的姿势，两乳头之间连线的中点即是。

主治：咳嗽、气喘、心悸、心烦、胸闷、呼吸困难、过胖、过瘦、呃逆、乳腺炎等。

取穴原理：宽胸理气，降逆化痰。

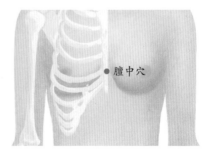
●膻中穴

内关穴

定位：位于前臂掌侧，腕掌侧横纹上 2 寸，掌长肌腱与桡侧腕屈肌腱之间。

简易取穴法：采用正坐仰掌的姿势，在离手腕第 1 横纹上 2 寸的两条筋之间的凹陷处即是（掌长肌腱与桡侧腕屈肌腱之间）。

主治：对治疗抑郁导致的失眠、焦虑、健忘等症状尤其有效。

取穴原理：疏导水湿，宁心安神，理气镇痛。

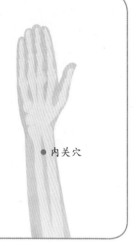

● 内关穴

延伸阅读

生活调理

1. 适当多吃养心安神的食物，如百合、莲子、茯苓、枣等；少吃盐，每天以 5~10 克为宜。

2. 适量的运动可以降低血脂，使血压正常，减轻心脏负担；锻炼的方式是以静为主，以动为辅，动静结合。

3. 养心神就是要保持心平气和，保持心神的虚静状态。

4. 生活有规律，避免长期处于紧张、压力中。

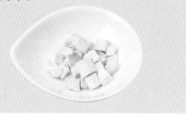

▶ 艾灸方法

1. 温和灸心俞 5~10 分钟，每日 1 次。

2. 温和灸膻中 5~10 分钟，每日 1 次。

3. 温和灸内关 5~10 分钟，每日 1 次。

4. 饭前半小时结束治疗。20~30 天为一个疗程，间隔 7~10 日可行下一个疗程。

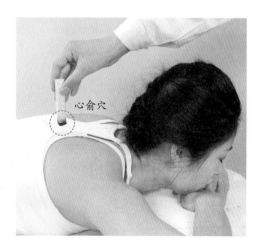

心俞穴

清肝明目

病症链接

《黄帝内经》指出："肝者，将军之官，谋虑出焉。"也就是说，肝是人体主谋虑的大将军。肝主疏泄。如果肝气疏泄不利，条达失宜，气机失调，则气血紊乱，或滞而不爽，或亢而为害。中医还认为，肝开窍于目，肝藏血，目得血而能视。可见，肝与我们的眼睛关系密切，我们可以通过养肝来明目。

艾灸特效穴

太冲穴、行间穴、三阴交穴。

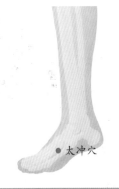

● 太冲穴

特效穴位解析

太冲穴

定位： 在足背侧，当第1、第2跖骨间的后方凹陷处。

简易取穴法： 取穴时，用手指沿第1、第2趾夹缝向上移压，压至能感觉到动脉搏动处即是。

主治： 胁腹满痛、头痛目眩、疝痛、小便不利、月经不调等。

取穴原理： 舒肝解郁，调气理血，化湿通经。

行间穴

定位： 在足背侧，第1、第2趾间的后方赤白肉际处。

简易取穴法： 在足背部，第1、第2趾间，皮肤深浅颜色交界处，即为行间。

主治： 月经过多、闭经、遗尿、淋证、疝气、失眠、膝肿、下肢内侧痛等。

取穴原理： 养肝明目，调营活血，泄热通经。

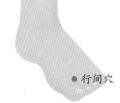

● 行间穴

三阴交穴

定位：在小腿内侧，当足内踝尖上 3 寸，胫骨内侧缘后方。

简易取穴法：正坐屈膝成直角，内踝尖上 3 寸，胫骨内侧后缘为三阴交穴。

主治：腹痛、肠鸣、腹胀、泄泻、便溏等。

取穴原理：滋阴补肾，疏肝理气，健脾利湿，调和气血，通经活络。

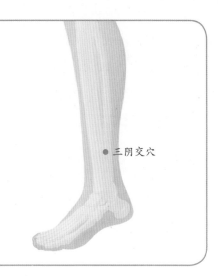
三阴交穴

延伸阅读

生活调理

1. 动物肝脏是食补养肝的佳品，能起到补肝养肝的作用。

2. 想养肝血，可以吃枸杞、当归、阿胶等，有助于养肝血。

3. 饮食以清淡的、富含蛋白质和维生素的食物为主；少吃生冷及不易消化的食物。

4. 平时要保持快乐的心情，多进行户外活动，多唱唱歌，以放松心情。

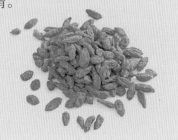

艾灸方法

1. 取太冲，艾灸 10～20 分钟。

2. 取行间，艾灸 10～20 分钟。

3. 取三阴交，艾灸 10～20 分钟。

4. 隔日或 3 日 1 次，1～3 个月为一个疗程。

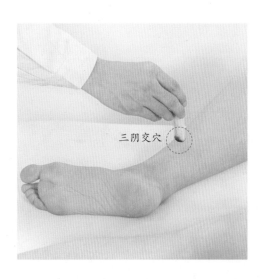
三阴交穴

调和脾胃

▶ 病症链接

脾和胃都是消化器官，中医认为，脾胃同为"气血生化之源"，是"后天之本"。脾胃虚弱可导致人体对食物受纳、消化、吸收、转化利用的能力下降，造成人体营养不良、贫血、体虚、免疫力下降等，从而引发各种疾病，因此健脾胃是强身健体、防治疾病的养生基础。

▶ 艾灸特效穴

胃俞穴、中脘穴、三阴交穴。

▶ 特效穴位解析

胃俞穴

定位：在背部，第12胸椎棘突下，左右各旁开1.5寸。

简易取穴法：第12胸椎棘突下，肩胛骨下角平第7胸椎棘突，从第7胸椎棘突向下数5个棘突下的凹陷中，左右各旁开2指处，即为胃俞穴。

主治：胃炎、胃溃疡、胃下垂、胃痉挛、肠炎、失眠等。

取穴原理：和胃健脾，理中降逆。

中脘穴

定位：脐中上4寸，前正中线上。

简易取穴法：在上腹部，两侧肋骨下缘相交处为中庭穴，中庭穴与肚脐连线中点即为此穴。

主治：呕吐、反胃、腹胀、胃炎、胃溃疡。

取穴原理：通调腑气，和胃止痛。

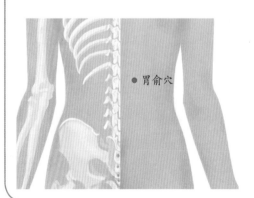

● 胃俞穴

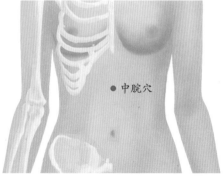

● 中脘穴

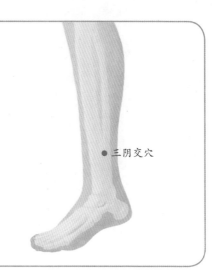

三阴交穴

定位：在小腿内侧，当足内踝尖上3寸，胫骨内侧缘后方。

简易取穴法：正坐屈膝成直角，内踝尖上3寸，胫骨内侧后缘为三阴交穴。

主治：腹痛、肠鸣、腹胀、泄泻、便溏等。

取穴原理：滋阴补肾，疏肝理气，健脾利湿，调和气血，通经活络。

● 三阴交穴

延伸阅读

生活调理

1. 适当多吃益气健脾的食物，如薏苡仁、山药、茯苓等。

2. 一日三餐要定时定量，不暴饮暴食，不吃腐败变质的食物。少吃肥甘厚味，宜荤素搭配食用。

3. 保持心态平和，适当调节情绪，不生闷气，避免情绪剧烈波动。

4. 戒烟限酒。

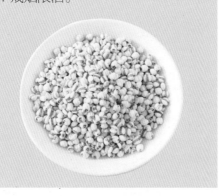

◗ 艾灸方法

1. 悬灸或艾炷直接灸（宜用无瘢痕灸），或隔姜灸中脘。

2. 悬灸胃俞，火力可以稍重，10~15分钟。

3. 悬灸或艾炷直接灸（宜用无瘢痕灸）三阴交，3~5壮或5~15分钟。

4. 每次10~15分钟。每日1次，饭前半小时结束治疗。5~7天为一个疗程，间隔2日可行下一个疗程。

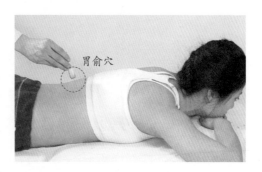

胃俞穴

补肾强身

脐中），由此左右各旁开 2 指处即是。

主治：肾炎、肾绞痛、遗尿、尿路感染、阳痿、早泄、遗精、腰痛、哮喘、贫血、肋间神经痛、脑血管病后遗症等。

取穴原理：益肾助阳，强腰利水。

病症链接

中医认为，肾为先天之本，其生理功能是藏精、主水、主纳气、主骨、生髓，和人的骨骼、血液、头发、牙齿、耳朵都有很大的关系。肾如同人体这棵树的根，根深方能叶茂，同样肾好身体才能健康。因此，补肾是从根本上治疗发育迟缓、老年性疾病及延缓衰老的重要手段。

艾灸特效穴

肾俞穴、命门穴、涌泉穴。

特效穴位解析

肾俞穴

定位：在腰部，第 2 腰椎棘突下，左右各旁开 1.5 寸。

简易取穴法：取坐位，两手中指按着肚脐正中，平行移向背后，两指会合于脊柱之处为命门穴（此穴正对

命门穴

定位：人体腰部，在第 2 腰椎棘突下凹陷中，后正中线上。

简易取穴法：取坐位，两手中指按着肚脐正中，平行移向背后，两指会合于脊柱之处即为该穴。

主治：头晕、耳鸣、遗尿、阳痿、早泄、赤白带下、虚损腰痛等。

取穴原理：补肾壮阳。

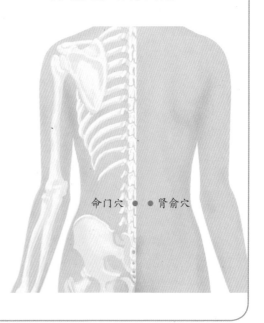

命门穴 ● ● 肾俞穴

涌泉穴

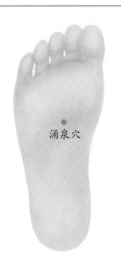

涌泉穴

定位：在人体的足底，屈足蜷趾时前脚掌最凹陷中，约当足底第 2、第 3 趾趾缝纹头端与足跟连线的前 1/3 与后 2/3 交点凹陷处。

简易取穴法：抬起脚，脚趾弯曲，前脚掌最凹陷处。

主治：头痛目眩、小儿惊风、癫痫、失眠、肾结石等。

取穴原理：开窍苏厥，回阳救逆，镇痉定眩，益肾清心。

延伸阅读

生活调理

1. 肾阳虚者可适当吃一些羊肉、肉苁蓉等温肾壮阳之物；肾阴虚者可吃些海参、枸杞、银耳等滋补肾精之物。

2. 黑色入肾，可多吃黑色食物，如乌鸡、黑芝麻、黑米、黑豆等。

3. 选择些适合自己的运动，如跑步、导引、打太极拳等。

4. 养精就要节欲，对性生活要有所节制。

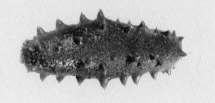

◗ 艾灸方法

1. 取肾俞、命门、涌泉，以从上到下的顺序艾灸 10～20 分钟。

2. 隔日或 3 日 1 次，1～3 个月为一个疗程。

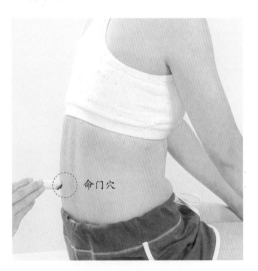

命门穴

健脑益智

▶ 病症链接

大脑是主宰人体精神活动和感觉、运动等的器官，保持大脑的健康活力，不但能够增强人的记忆力和理解力，还能使人精力充沛、注意力集中，避免头晕目眩、神经衰弱等症状。除了多用脑外，还应做保健，如按摩、艾灸等。

▶ 艾灸特效穴

百会穴、合谷穴、太阳穴。

百会穴

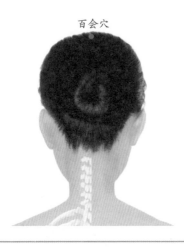

▶ 特效穴位解析

百会穴

定位：在头部，前发际正中直上5寸。

简易取穴法：将耳郭折叠向前，找到耳尖。经两耳尖连成一线，此连线与头部正中线的交点处，即为百会穴。

主治：头痛、眩晕、耳鸣、耳聋、目不能视、鼻塞、鼻出血。

取穴原理：镇痛止晕，清热开窍，健脑宁神，安神定志，升阳举陷。

合谷穴

定位：在手背，第1、第2掌骨间，第2掌骨桡侧的中点处。

简易取穴法：一手拇指、食指两指张开，以另一手的拇指第1个关节横纹正对该手的虎口边，拇指按下，指尖所指处就是合谷穴。

主治：齿痛、手腕及臂部疼痛、口眼歪斜、感冒发热等症。

取穴原理：疏风解表，通络镇痛。

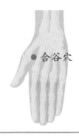

● 合谷穴

太阳穴

定位：眉梢与目外眦之间，向后约 1 横指的凹陷处。

简易取穴法：由眉梢到耳朵之间大约 1/3 的地方，用手触摸最凹陷处就是太阳穴。

主治：头痛、偏头痛、眼睛疲劳、牙痛等疾病。

取穴原理：解除疲劳，振奋精神，止痛醒脑。

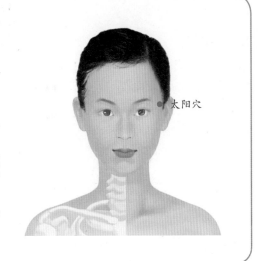

太阳穴

延伸阅读

生活调理

1. 多吃健脑益智的食物，如核桃、花生、荔枝、龙眼、大枣、百合、黑芝麻、深海鱼等。

2. 工作间歇多到户外散步，或做体操、打太极拳等，使大脑得到充分的氧气。

3. 用脑不要过度，做到劳逸结合。

4. 保持开朗乐观的心情及平和的心态。

5. 节欲可养精，养精才能健脑养神，延缓大脑衰老。

▷ 艾灸方法

1. 将点燃的艾条在距离百会穴 2 厘米处施灸，以局部感到温热为度，局部皮肤可有发红现象，灸 10～15 分钟。

2. 将点燃的艾条在距离太阳穴 2 厘米处施灸，灸 10～15 分钟。

3. 将点燃的艾条在距离合谷穴 2 厘米处施灸，灸 10～15 分钟。

4. 2～3 天灸 1 次，1～3 个月为一个疗程，疗程间休息 2～3 日。

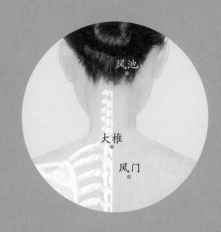

风池

大椎

风门

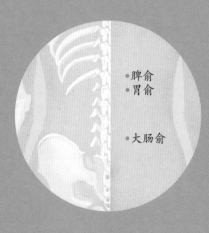

脾俞
胃俞

大肠俞

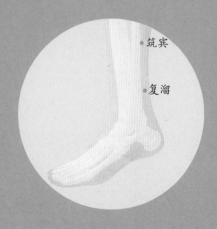

筑宾

复溜

常见内科疾病，

灸灸就有效

艾灸是一种绿色疗法，无痛苦又没有副作用，操作简单，即使没有中医基础的人，也能轻松掌握。艾灸对人体不仅有养生保健作用，还能够辅助医治多种常见病。

感冒

病症链接

感冒是一种自愈性疾病，多是由病毒引起的一种呼吸道常见病，四季常见，尤以冬季和春季多见。其总体上分为风寒感冒和风热感冒两种。风寒感冒是因风吹受凉而引起的感冒，秋冬发生较多。风热感冒则是由外感风热邪气引起的，劳累、上火可加重感冒。

病因

由病毒或细菌感染引起的上呼吸道感染。

症状表现

风寒感冒：浑身酸痛、鼻塞流涕、咳嗽有痰、打喷嚏等。

风热感冒：面红目赤、发热头痛、恶心呕吐、咽干舌燥、咳嗽痰稠、鼻塞无涕、微微出汗和大便干燥等。

艾灸特效穴

风池穴、风门穴、肺俞穴、列缺穴、合谷穴、曲池穴、外关穴。

特效穴位解析

风池穴

定位：在颈部，枕骨之下，胸锁乳突肌与斜方肌上端之间的凹陷处。

简易取穴法：风池穴位于后颈部，采用正坐姿势，枕骨下，两条大筋外缘陷窝中，于耳垂齐平的凹陷处即是。

主治：头痛、眩晕、颈项强痛、目赤肿痛、耳聋、中风、口眼歪斜、热病、感冒等。

取穴原理：醒脑益气。

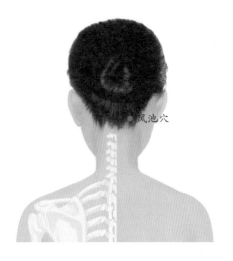

风池穴

风门穴

定位：第 2 胸椎棘突下，左右各旁开 1.5 寸。

简易取穴法：采用正坐或俯卧姿势，风门穴位于背部，从大椎向下数 2 个棘突下的凹陷中，左右各旁开约 2 指处。

主治：伤风、咳嗽、发热头痛、项强、胸背痛。

取穴原理：疏风解表。

肺俞穴

定位：在背部，第 3 胸椎棘突下，左右各旁开 1.5 寸。

简易取穴法：正坐，腰部伸直，颈部尽量下俯，以使背部平坦，椎体棘突外凸明显。从大椎穴向下数 3 个棘突下的凹陷中，左右各旁开 2 指即是。

主治：肺经及呼吸道疾病，如肺炎、支气管炎、肺结核等。

取穴原理：解表宣肺，清热理气。

列缺穴

定位：在前臂桡侧缘，桡骨茎突上方，腕横纹上 1.5 寸处。

简易取穴法：将两手拇指和其余 4 指自然分开，于两虎口处垂直相

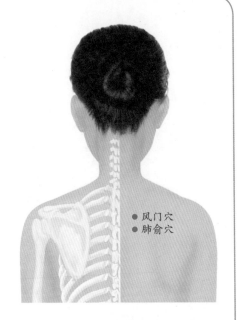

● 风门穴
● 肺俞穴

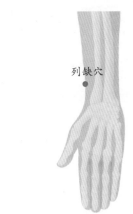

列缺穴

交，一手食指搭在另一手上，手指自然落下，食指尖处即为列缺。

主治：咳嗽、感冒、气喘、咽喉痛等。

取穴原理：止咳平喘，通经活络，利水通淋。

合谷穴

定位：在手背，第1、第2掌骨间，第2掌骨桡侧的中点处。

简易取穴法：一手拇指、食指两指张开，以另一手的拇指第1个关节横纹正对该手的虎口边，拇指按下，指尖所指处就是合谷穴。

主治：齿痛、手腕及臂部疼痛、口眼歪斜、感冒发热等症。

取穴原理：疏风解表，通络镇痛。

曲池穴

定位：在肘区，尺泽与肱骨外上髁连线中点。

简易取穴法：肱二头肌肌腱桡侧的肘横纹上为尺泽穴，屈肘，肘外侧骨头尖即为肱骨外上髁，尺泽与肱骨外上髁连线中点即是该穴。

主治：咽喉肿痛、牙痛、目赤肿痛、瘰疬、瘾疹、上肢不遂、手臂肿痛、腹痛吐泻、高血压等。

取穴原理：调理胃肠，固卫解表。

外关穴

定位：在手背腕横纹上2寸，尺骨与桡骨之间，阳池与肘尖的连线上。

简易取穴法：取俯掌姿势，外关穴位于前臂背侧，腕背侧横纹向上3指宽处，与内关相对。

主治：目赤肿痛、耳鸣耳聋、牙痛、上肢关节炎、急性腰扭伤、踝关节扭伤、落枕、便秘、感冒、高血压、心脑血管病、偏头痛、失眠等。

取穴原理：清热解表，通经活络，开窍醒脑。

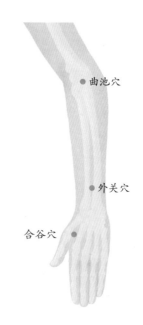

◗ 艾灸方法

艾炷隔姜灸（外感风寒）

1. 取风池穴，取老姜一块，切成 0.3 厘米厚的薄片，在姜片上扎几个小孔，把头发拨两边，小心施灸 5～7 壮。

2. 取风门、肺俞穴，以从上到下的顺序。取老姜一块，切成 0.3 厘米的薄片，在姜片上扎几个小孔，小心施灸 5～7 壮。

3. 取列缺、合谷穴，以从上到下的顺序。取老姜一块，切成 0.3 厘米的薄片，在姜片上扎几个小孔，小心施灸 5～7 壮。

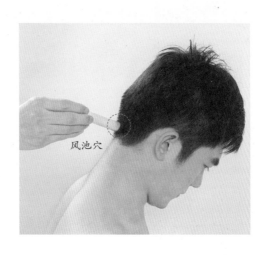

风池穴

4. 每日 1～2 次，5～7 天为一个疗程。

温和灸（风热感冒）

取风池、大椎、曲池、外关等穴位，按先灸头背部再灸四肢的顺序施灸，将点燃的艾条在距离穴位 2 厘米处分别施灸，灸 3～5 分钟。每日 1～2 次，此种方法适合风热感冒。

延伸阅读

生活调理

1. 平时多吃蔬菜和水果，补充体内维生素。

2. 每天开窗通风数次，保持室内空气新鲜。

3. 注意保暖。当我们的身体受凉时，呼吸道血管收缩，血液供应减少，局部的抗体随之减少，致病微生物就会乘虚而入。

4. 工作不要过度劳累。因为过度劳累时免疫功能较弱，抵抗力较差。

◗ 精选小妙招

萝卜汁滴鼻孔

大白萝卜半个洗净，放入榨汁机中，绞成汁，如果左侧出现头痛，就将萝卜汁分数次滴入右侧鼻孔中；如果右侧头痛就滴入左侧鼻孔中。每天用 2 次，1 周左右可见效。可缓解因感冒引起的头痛等。

咳嗽

▷ 病症链接

　　咳嗽是临床一种常见病症。中医认为咳嗽是由六淫外邪侵袭肺系，或脏腑功能失调，内伤及肺，肺气不清，失于肃降所引起的。平时天气忽冷忽热、情绪激动、长期生活在空气浑浊的城市里，都容易引发咳嗽；另外，有些人对鱼类、虾蟹、蛋类、牛奶等食物过敏，食用后也会引发咳嗽。咳嗽主要分外感咳嗽和内伤咳嗽两大类。外感咳嗽有风寒、风热、燥热之不同；内伤咳嗽包括痰湿蕴肺、痰热郁肺、肝火犯肺、肺阴亏耗等原因引起的咳嗽。

▷ 病因

　　1. 由于气候突变或调摄失宜，外感风、寒、暑、湿、燥、火，邪气从口鼻或皮毛侵入，使肺气被束，肺失肃降，发为咳嗽。

　　2. 饮食不节，嗜烟酒、肥甘厚味，导致内生火热，熏灼肺胃，灼津生痰；或损伤脾胃，痰浊内生，上阻于肺，致肺气上逆而作咳。

　　3. 情志刺激，暴怒伤肝，肝失调达，气郁化火，循经上逆犯肺，肺失肃降而作咳。

　　4. 肺脏疾病日久不愈，耗气伤阴，肺气虚而肃降无权，肺气上逆作咳；或肺气虚不能输布津液，痰浊内生；肺阴虚而虚火灼津为痰，痰浊阻滞，肺气不降而上逆作咳。

▷ 症状表现

　　感冒引起的咳嗽：多为刺激性咳嗽，类似咽喉瘙痒而引发的咳嗽。

　　支气管炎引起的咳嗽：多有痰，有时剧烈咳嗽，一般在晚上咳嗽次数较多并有咳喘声。

　　过敏性咳嗽：多为持续或反复发作性的剧烈咳嗽，一般早晨起床时或接触致敏物时比较明显，脱离过敏原后咳嗽可明显缓解。

▷ 艾灸特效穴

　　肺俞穴、大椎穴、风门穴、曲池穴、列缺穴、尺泽穴。

▶ 特效穴位解析

肺俞穴

定位：在背部，第 3 胸椎棘突下，左右各旁开 1.5 寸。

简易取穴法：正坐，腰部伸直，颈部尽量下俯，以使背部平坦，椎体棘突外凸明显。从大椎穴向下数 3 个棘突下的凹陷中，左右各旁开 2 指即是。

主治：咳嗽、气喘、胸闷、背肌劳损等。

取穴原理：宣肺理气，止咳平喘，补虚益损，清退虚热。

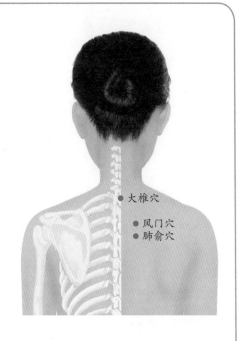

● 大椎穴

● 风门穴
● 肺俞穴

大椎穴

定位：在后正中线上，第 7 颈椎棘突下凹陷中。

简易取穴法：低头，在后颈部最高的骨性隆起处，其下凹陷处即为大椎穴。

主治：头晕头痛、落枕、颈椎病、感冒、中暑、咳嗽、喘逆、咽喉肿痛、高血压等。

取穴原理：清热解毒，解表通阳，截疟止痛，镇静安神。

风门穴

定位：第 2 胸椎棘突下，左右各旁开 1.5 寸。

简易取穴法：采用正坐或俯卧姿势，风门穴位于背部，从大椎向下数 2 个棘突下的凹陷中，左右各旁开 2 指处。

主治：感冒、咳嗽、颈椎痛、肩膀酸痛等。

取穴原理：宣通肺气，调理气机。

曲池穴

定位：在肘区，尺泽与肱骨外上髁连线中点。

简易取穴法：肱二头肌肌腱桡侧的肘横纹上为尺泽穴，屈肘，肘外侧骨头尖即为肱骨外上髁，尺泽与肱骨外上髁连线中点即是该穴。

主治：发热、高血压、手臂肿痛、肘痛、上肢瘫痪等。

取穴原理：疏风解表，清热排毒，通利关节，调和气血。

列缺穴

定位：在前臂桡侧缘，桡骨茎突上方，腕横纹上 1.5 寸处。

简易取穴法：将两手拇指和其余4 指自然分开，于两虎口处垂直相交，一手食指搭在另一手上，手指自然落下，食指尖处即为列缺。

主治：落枕、咳嗽、气急、头项强痛、牙痛等。

取穴原理：祛风宣肺，疏经通络。

尺泽穴

定位：在肘横纹中，肱二头肌肌腱桡侧凹陷处。

简易取穴法：取穴时先将手臂弯曲，在手臂内侧中央处有粗肌腱，肌腱的外侧肘横纹上即是。

主治：咽喉疼痛、感冒、哮喘、肘部疼痛、手臂疼痛、心悸等。

取穴原理：清宣肺气，泄火降逆。

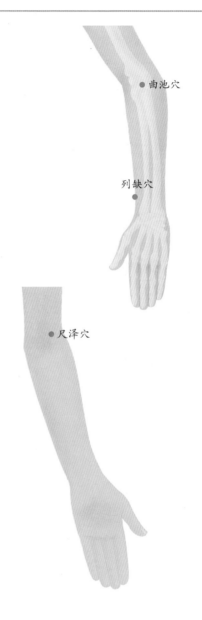

曲池穴

列缺穴

尺泽穴

艾灸方法

1. 温和灸肺俞，5～10 分钟。
2. 温和灸大椎，5～10 分钟。
3. 温和灸风门，5～10 分钟。
4. 温和灸曲池，5～10 分钟。
5. 温和灸尺泽，5～10 分钟。
6. 温和灸列缺，5～10 分钟。
7. 每日 1 次，饭前半小时结束治疗。
   20～30 天为一个疗程，间隔 7～10
   日可行下一个疗程。

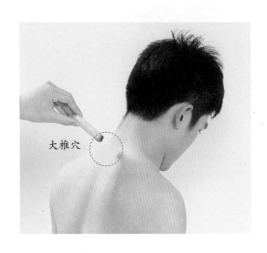

大椎穴

延伸阅读

生活调理

1. 保持呼吸环境空气清洁，避免香
   烟、煤烟、尘埃、寒冷空气等刺
   激性气体和过敏原。
2. 保持个人卫生，勤洗手，不用公
   用毛巾。
3. 平时多吃些绿叶蔬菜、动物内脏、
   蛋黄、牛奶等富含维生素 A 的食
   物；忌食辛辣香燥、肥腻和过于
   寒凉之品。
4. 注意保暖，不要受寒；防止伤风
   感冒，感冒是导致咳嗽发生、复
   发和加重的重要原因。
5. 加强锻炼，多进行户外活动，提
   高机体抗病能力。

精选小妙招

摩面部

　　将两手掌心相对互相擦热，
用掌根贴住额前发际，从上而下
擦至颔部，然后沿下颌骨分擦至
两耳，用拇指和食指夹住耳垂部，
轻轻往外拉，然后手掌擦至两侧
颞面部至前额部，重复 16 次，以
两耳发热、脸面部有舒适感为宜。

烤橘子

　　将橘子 1 个洗净后，用纸巾
将表面上的水擦干，然后放在有
炭火的铁架上离火约一拳远，并
不停地翻动，直到橘皮发黑、橘
子冒热气并伴有橘香味即可。如
果是大橘子可每次吃 1 个，儿童
吃 2～3 瓣就可以了。每天 2 次。
适用于风寒感冒引起的咳嗽。

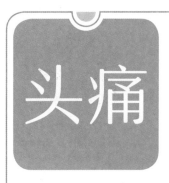

病症链接

头痛是人自我感觉的一种病症，在临床上较为常见。头痛，既可单独表现为独立的病症，亦可并发于其他病症中，表现为疾病中的一个症状。中医认为，头痛一般又可分为外感头痛和内伤头痛两大类。急性头痛多为外感，慢性头痛多为内伤。

现代医学认为，头痛可分为原发性头痛和继发性头痛两类。原发性头痛也称为特发性头痛，病因不明。偏头痛、紧张性头痛等常见头痛都属于此类头痛；继发性头痛多继发于某种特定的疾病，这些疾病包括脑部疾患（如脑血管疾病、颅内感染、颅脑外伤），以及全身性疾病（如发热、内分泌紊乱等）。

病因

1.起居不慎，坐卧当风，受到风、寒、湿、热等外邪入侵，外邪上犯头部，阻遏清阳之气，引起头痛。

2.情志抑郁不畅，导致肝气失于疏泄，引起头痛；或急躁易怒，气郁化火，肝阴损耗，肝阳上亢，上扰清阳而引发头痛。

3.平时饮食不节，嗜食肥甘厚味；或劳伤脾胃，痰湿内生，上蒙清窍而导致头痛。

4.先天不足，或劳欲伤肾，或年老，或久病不愈，或产后、失血之后气血亏虚，不能荣养脑脉，髓海不充，而导致头痛。

症状表现

外感头痛：起病较急，常伴有恶寒、发热、鼻塞、流涕等症状。

内伤头痛：起病缓慢、时发时止、缠绵难愈。主要有肝阳头痛，表现为面红口苦、舌苔薄黄；肾虚头痛，可见男性遗精、女性带下、舌红、少苔；血虚头痛，表现为头痛、心悸、舌质淡。

艾灸特效穴

百会穴、行间穴、涌泉穴、太冲穴、列缺穴。

特效穴位解析

百会穴

定位：在头部，前发际正中直上5寸。

简易取穴法：将耳郭折叠向前，找到耳尖。经两耳尖连成一线，此连线与头部正中线的交点处，即为百会穴。

主治：头痛、眩晕、耳鸣、耳聋、目不能视、鼻塞、鼻出血。

取穴原理：镇痛止晕，清热开窍，健脑宁神，安神定志，升阳举陷。

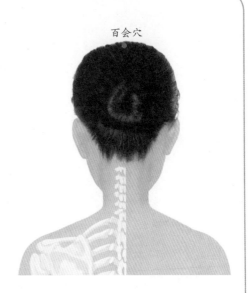

百会穴

行间穴

定位：在足背侧，第1、第2趾间的后方赤白肉际处。

简易取穴法：在足背部，第1、第2趾间，皮肤深浅颜色交界处，即为行间。

主治：头痛、眩晕、目赤肿痛、中风、癫痫、失眠。

取穴原理：清肝明目，息风镇惊。

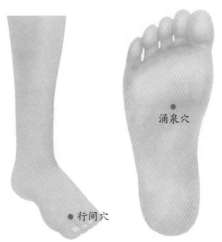

涌泉穴

行间穴

涌泉穴

定位：在人体的足底，屈足蜷趾时前脚掌最凹陷中，约当足底第2、第3趾趾缝纹头端与足跟连线的前1/3与后2/3交点凹陷处。

简易取穴法：抬起脚，脚趾弯曲，前脚掌最凹陷处。

主治：头痛目眩、小儿惊风、癫痫、失眠。

取穴原理：开窍止厥，回阳救逆，止痉定眩，益肾清心。

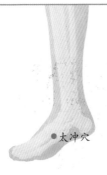
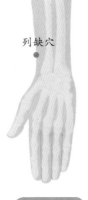

太冲穴

定位：在足背侧，当第1、第2跖骨间的后方凹陷处。

简易取穴法：取穴时，用手指沿第1、第2趾夹缝向上移压，压至能感觉到动脉搏动处即是。

主治：头痛、眩晕、咽痛嗌干、目赤肿痛。

取穴原理：疏肝理气，燥湿祛风。

列缺穴

定位：在前臂桡侧缘，桡骨茎突上方，腕横纹上1.5寸处。

简易取穴法：将两手拇指和其余4指自然分开，于两虎口处垂直相交，一手食指搭在另一手上，手指自然落下，食指尖处即为列缺。

主治：咳嗽、头痛、咽喉痛。

取穴原理：止咳平喘，通经活络，利水通淋。

◗ 艾灸方法

悬灸百会

悬灸（可用纸板等隔开头发）10~20分钟，每日1次，5~7天为一个疗程，间隔2日可行下一个疗程。

悬灸列缺

列缺悬灸，每次10~20分钟，每日1~3次。可缓解感冒引发的头痛。

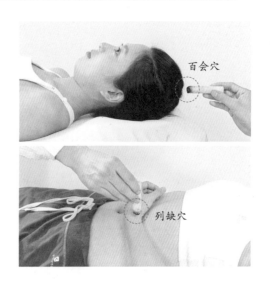

随 症 加 减

另外，头晕、头痛属于长期的慢性症状，反复多发。这类情况大多属于阴虚阳亢，也就是肾阴不足、肝阳上亢，治疗时仅仅取百会穴还不够，虽可镇痛止晕，但疗效不稳定。因此需要增加相应的穴位滋肾阴潜肝阳，以求标本兼治。一般可加涌泉、行间（或太冲）。行间与太冲两个穴位，可以任选其一。从功效上讲，头痛伴有眼部酸痛或视物模糊的，加行间更好；以头晕为主，没有眼部症状和上火症状的，可选太冲。

悬灸涌泉、行间（或太冲）、列缺。

艾灸方法： 涌泉悬灸，每次 20 ～ 30 分钟，火力可以稍重。疗程与百会相同，或者在头痛、头晕症状消失或明显减轻后，停止灸百会，但继续灸涌泉 1 ～ 2 个疗程。行间或太冲悬灸，每次 10 ～ 20 分钟，配合涌泉进行，疗程与涌泉相同。灸法顺序为先灸百会，再灸涌泉，最后灸太冲或行间。

延伸阅读

生活调理

1. 外感头痛患者应膳食清淡，慎用补虚之品，宜食有助于疏风散邪的食物，如葱、姜、豆豉、藿香、芹菜、菊花等；风热头痛者宜多食绿豆、萝卜、藕、百合、生梨等具有清热作用的食物。
2. 应禁烟、禁酒、禁喝浓茶。
3. 保持居室环境整洁，空气清新。
4. 避免长时间面对电脑和连续用脑，应劳逸结合。

精选小妙招

洗澡用具刺激穴位

在睡前沐浴时，将莲蓬头对准治疗头痛的穴位，利用水柱的冲击，达到按摩的目的，同时还可配合使用洗澡擦摩擦穴位，效果更佳。

醋泡脚

每晚睡前将 2500 毫升 50℃ 左右的热水倒入盆中，加食醋 150 毫升浸泡双脚。能促进机体血液循环，解除疲劳，帮助入睡，有效减轻头痛所致失眠。但注意不要用化学醋。

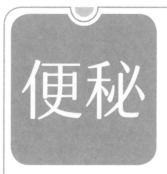

便秘

病症链接

便秘是多种疾病的一种症状，而不是一种病。对不同的病人来说，便秘有不同的含义。常见症状是排便次数明显减少，每两三天或更长时间一次，无规律，粪质干硬，常伴有排便困难的病理现象。

现代医学认为，便秘可分为器质性便秘和功能性便秘两类。器质性便秘是明确病变所引起的便秘，包括肠管病变引起的肠腔狭窄，内分泌或代谢疾病如糖尿病、甲状腺功能低下等，神经系统疾患如脑卒中、脊髓损伤、周围神经病变等，以及服用某些可导致便秘的药物如铁剂、抗抑郁药、钙通道拮抗剂、利尿剂等。功能性便秘尚没有明确病因，多因不良生活方式而导致，不良生活方式包括饮水过少，食物中缺乏纤维素、工作学习紧张等。

病因

1. 素体阳盛，或热病之后，余热留恋，或肺热下移大肠，或过食辛辣厚味等，导致肠胃积热，损耗津液，肠道失于濡润，粪便干燥，难以排出，而成便秘。

2. 恣食生冷，外感寒邪，或过服寒凉，导致阴寒内盛，凝滞胃肠，传导失职，糟粕不行，而成便秘。

3. 素体虚弱，阳气虚衰；或过食生冷，苦寒攻伐，耗伤阳气，阳虚则肠道失于温煦，阴寒内结，便下无力，而成便秘。

症状表现

热秘：大便干结，肚子胀痛，伴有口臭、口干，小便发黄，身体发热，心烦面红，喜欢喝水。

寒秘：腹痛拘紧，腹部拒按，手脚发凉，常伴有呕吐，大便很硬。

虚秘：虽有便意，临厕排便乏力，用力则汗出短气，便后无力，大便并不干硬，面色发白，神疲气怯。

艾灸特效穴

天枢穴、关元穴、照海穴、脾俞穴、肾俞穴。

特效穴位解析

天枢穴

定位：在腹中部正中线两旁各1穴，距脐中2寸。

简易取穴法：采用仰卧姿势，左右两侧天枢穴位于人体中腹部，距肚脐左右两侧3指宽处各有1穴。

主治：便秘、腹胀、腹泻、腹水、消化不良、恶心欲吐等。

取穴原理：健脾和胃，通调肠腑。

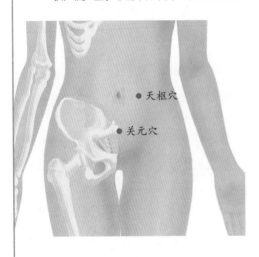

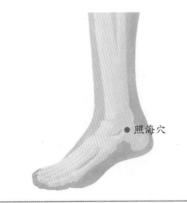

关元穴

定位：在腹正中线上，脐下3寸处。

简易取穴法：关元穴位于下腹部前正中线上，采用仰卧的姿势，从肚脐到耻骨上方画一直线，将此线5等分，从肚脐往下3/5处即是此穴。

主治：遗尿、尿失禁、尿潴留、尿路感染、小便赤涩、遗精、阳痿、性功能减退、前列腺炎、月经不调、盆腔炎、眩晕、虚劳、腰痛、低血压、类风湿性关节炎等。

取穴原理：调补肝肾，调经止带，调理肠道，回阳固脱，强身健体。

照海穴

定位：在踝区，内踝尖下1寸，内踝下缘边际凹陷中。

简易取穴法：在足内侧，内踝尖下方凹陷处。

主治：咽喉干燥、痫证、失眠、嗜卧、惊恐不宁、目赤肿痛、月经不调、痛经、赤白带下、阴挺、阴痒、疝气、小便频数、不寐、脚气。

取穴原理：利咽通便。

脾俞穴

定位：在背部，第11胸椎棘突下，左右各旁开1.5寸。

简易取穴法：采用俯卧的姿势，该穴位于人体的背部，肩胛下角横平第7胸椎棘突，从第7胸椎棘突向下数4个棘突下的凹陷处，左右各旁开2指处。

主治：消化性溃疡、脘腹胀痛、胃下垂、胃炎、胃出血、消化不良、泄泻、痢疾、呕吐、噎膈、便血、带下、糖尿病、贫血、月经不调、肾炎等。

取穴原理：利湿升清，健脾和胃，益气壮阳。

肾俞穴

定位：在腰部，第2腰椎棘突下，左右各旁开1.5寸。

简易取穴法：取坐位，两手中指按着肚脐正中，平行移向背后，两指会合于脊柱之处为命门穴（此穴正对脐中），由此左右各旁开2指处即是。

主治：肾炎、肾绞痛、遗尿、尿路感染、阳痿、早泄、遗精、腰痛、哮喘、贫血、肋间神经痛、脑血管病后遗症等。

取穴原理：益肾助阳，强腰利水。

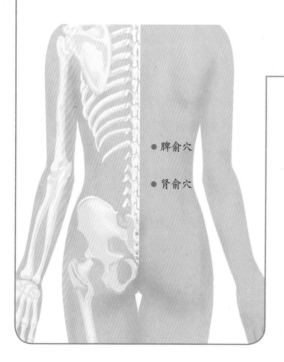

● 脾俞穴

● 肾俞穴

❱ 艾灸方法

艾条温和灸（普通便秘）

悬灸天枢、照海，每穴每次10～20分钟。两穴可同时进行，也可以先灸照海，再灸天枢。每日1次，5～7天为一个疗程，间隔2日可行下一个疗程。

艾炷直接灸（便秘兼有消化不良，宜用无瘢痕灸）

选脾俞、天枢，先灸脾俞再灸天枢，用中艾炷或小艾炷施灸，感觉灼痛时去掉艾炷，另换一炷。每穴每次3壮，以局部皮肤红晕、无烧伤、自觉舒适为度。

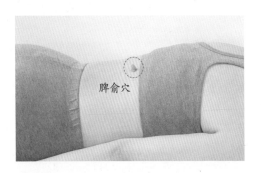

脾俞穴

艾炷直接灸（老年人便秘，宜用无瘢痕灸）

选关元、肾俞、天枢穴。先灸关元、肾俞，然后再灸天枢，用中艾炷或小艾炷施灸，感觉灼痛时去掉艾炷，另换一炷。每穴每次灸3壮，以局部皮肤红晕、无烧伤、自觉舒适为度。

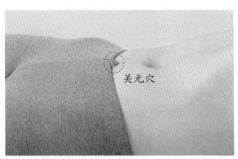

关元穴

延伸阅读

生活调理

1. 平时多吃些蔬菜和水果；少吃辣椒、葱、蒜等辛辣食物，少饮酒。
2. 适当多吃坚果，如核桃、松子、杏仁、瓜子仁、桃仁等。
3. 定期吃些粗粮，如高粱、燕麦、玉米、小米、麦麸等。
4. 平时要养成早晨起床后排便的习惯，有规律的排便对防治便秘有积极的意义。
5. 要避免久卧久坐，多做运动，比如散步、慢跑、打太极拳等有氧运动。

精选小妙招

芦荟汁

取适量的芦荟叶洗净、去刺、去皮，切成小块，放入料理机中打碎、过滤，然后将芦荟鲜汁装入瓶中，放入冰箱内贮藏。每次饭后取芦荟汁3～5克，加入适量砂糖服用。可泻火解毒，健胃理肠，改善便秘症状。

腹痛腹泻

◗ 病症链接

腹痛是指由于各种原因引起的腹腔内脏器的病变，表现为腹部的疼痛。腹泻是一种常见症状，是指排便次数明显超过平日习惯的频率，粪质稀薄，水分增加等。

◗ 病因

细菌感染：食用了不洁食物，可引起腹痛、腹泻。

消化不良：暴饮暴食、进食不易消化的食物，或者由于胃动力不足导致食物在胃内滞留而引起。

饮食贪凉：食用冷食可导致胃肠功能紊乱，肠蠕动加快，引起腹泻。

食物中毒：摄食未煮熟的扁豆等引起的急性中毒性疾病。

◗ 症状表现

1.腹部不定时疼痛，大便次数明显增多。

2.粪便变稀，水分增加，每日排便量超过200克，含有脓血、黏液、未消化食物、脂肪，或变为黄色稀水，绿色稀糊，气味酸臭。

3.常伴有排便急迫感，大便时有腹痛、下坠、里急后重、肛门灼痛等症状。

◗ 艾灸特效穴

下巨虚穴、天枢穴、合谷穴、阳陵泉穴、气海穴、神阙穴。

◗ 特效穴位解析

下巨虚穴

定位：人体的小腿前外侧，足三里下6寸，距胫骨前缘1横指（中指）。

简易取穴法：条口下约1横指，距胫骨前嵴约1横指处。当犊鼻与解溪穴的连线上取穴。

主治：急慢性肠炎、急慢性肝炎、胰腺炎、癫痫、精神病、肋间神经痛、下肢瘫痪、下肢麻痹痉挛等。

取穴原理：调肠胃，通经络，安神志。

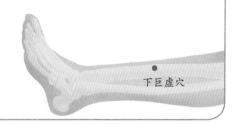

下巨虚穴

天枢穴

定位：在腹中部，脐中左右各旁开2寸。

简易取穴法：采用仰卧姿势，天枢穴位于人体中腹部，肚脐左右两侧3指宽处各有1穴。

主治：便秘、腹胀、腹泻、腹水、消化不良、恶心欲吐等。

取穴原理：健脾和胃，通调肠腑。

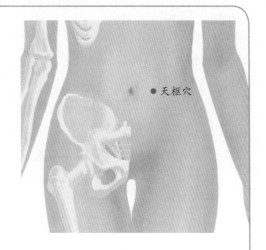

● 天枢穴

● 阳陵泉穴

● 合谷穴

合谷穴

定位：在手背，第1、第2掌骨间，第2掌骨桡侧的中点处。

简易取穴法：一手拇指、食指两指张开，以另一手的拇指第1个关节横纹正对该手的虎口边，拇指按下，指尖所指处就是合谷穴。

主治：齿痛、手腕及臂部疼痛、口眼歪斜、感冒发热等症。

取穴原理：疏风解表，通络镇痛。

阳陵泉穴

定位：在小腿外侧，腓骨小头前下方凹陷处。

简易取穴法：下肢微屈，在小腿外侧找到腓骨小头，其前下方凹陷中即是该穴。

主治：半身不遂、下肢瘫痪、脚气、胁肋痛、呕吐、小儿惊风、落枕、坐骨神经痛、肝炎、胆囊炎、膝关节炎等。

取穴原理：疏肝利胆，强健腰膝。

气海穴

定位：在下腹部，前正中线上，脐中下 1.5 寸。

简易取穴法：采用仰卧的姿势，气海穴位于人体下腹部，画一直线连接肚脐与耻骨联合上方中点，将其分为 10 等份，从肚脐向下 3/10 的位置，即为此穴。

主治：虚脱、形体羸瘦、脏气衰惫、乏力等。

取穴原理：温养益气，扶正固本，培元补虚。

神阙穴

定位：在肚脐正中。

简易取穴法：腹中部，脐中央。

主治：腹痛、久泄、脱肛、痢疾、水肿等。

取穴原理：温补元阳，健运脾胃，复苏固脱。

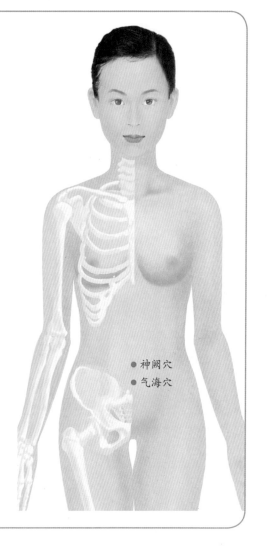

● 神阙穴
● 气海穴

◗ 艾灸方法

艾条温和灸

1. 悬灸下巨虚，每次 10～20 分钟。每日 1 次，5～7 天为一个疗程，间隔 2 日可行下一个疗程。

2. 悬灸天枢，每次 10～20 分钟。每日 1 次，5～7 天为一个疗程，间隔 2 日可行下一个疗程。

艾条回旋灸

选合谷、天枢、阳陵泉、下巨虚、气海、神阙穴，将艾条一端点燃，与穴位保持一定距离（约 2 厘米），左右来回回旋施灸，一个穴位灸 10～15 分钟，灸至局部温热红晕，每日 1 次，痊愈后即可。

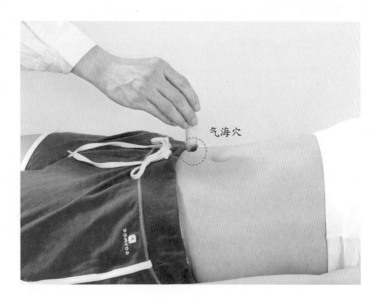

气海穴

延伸阅读

生活调理

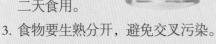

1. 多喝水，少吃辛辣刺激、生冷油腻的食物。
2. 每天最好多吃一些新鲜的食物，当天的食物不要留在第二天食用。
3. 食物要生熟分开，避免交叉污染。
4. 注意个人和饮食卫生，记得饭前便后要洗手。
5. 清洁环境，及时灭蝇、灭蟑。

● 精选小妙招

盐敷法

取盐适量，将其放入锅内炒热，用布包好，趁热敷于肚脐上和腹部。每天 2 次，连敷数日。可辅助治疗腹痛、腹泻。

无花果叶红糖饮

取无花果叶 100 克洗净，切细，加入红糖 50 克炒干，研成细末，以开水送服，一次喝下。可治多年腹泻不愈。

慢性胃炎

病症链接

慢性胃炎是由各种病因引起的胃黏膜慢性炎症，分为浅表性胃炎和萎缩性胃炎两种。其症状是上腹疼痛，食欲减退和餐后饱胀，进食不多但觉过饱。症状常因冷食、硬食、食辛辣或其他刺激性食物而引发或加重。

病因

1.长期情志不遂，急躁易怒，致肝气郁结，肝气犯脾，脾失健运，而发为本病。

2.饮食不节，饥饱失常，使脾胃受损，脾胃虚弱而运化水湿、水谷无力，导致食积胃脘，湿阻中焦，而发为本病；或胃中积热耗伤胃津，胃脘失和，而发为本病。

症状表现

大多数慢性胃炎患者毫无症状，如有症状多表现为饭后饱胀、嗳气、食欲减退、恶心、上腹部疼痛不适，或消瘦、贫血、舌炎、腹泻等。

患者胃脘隐痛而且无规律，或有在空腹时较为多发的现象，胃内有灼热感，食欲不振，咽喉干燥等。

艾灸特效穴

中脘穴、胃俞穴、章门穴、气海穴、足三里穴。

特效穴位解析

中脘穴

定位：脐中上4寸，前正中线上。

简易取穴法：在上腹部，两侧肋骨下缘相交处为中庭穴，中庭穴与肚脐连线中点即为此穴。

主治：呕吐、反胃、腹胀、胃炎、胃溃疡。

取穴原理：通调腑气，和胃止痛。

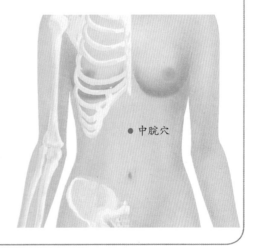

● 中脘穴

胃俞穴

定位：在背部，第 12 胸椎棘突下，左右各旁开 1.5 寸。

简易取穴法：第 12 胸椎棘突下，肩胛骨下角平第 7 胸椎棘突，从第 7 胸椎棘突向下数 5 个棘突下的凹陷中，左右各旁开 2 指处，即为胃俞穴。

主治：胃炎、胃溃疡、胃下垂、胃痉挛、肠炎、失眠等。

取穴原理：和胃健脾，理中降逆。

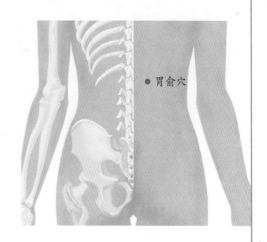

章门穴

定位：章门穴位于侧腹部，当第 11 肋游离端之下际处。

简易取穴法：仰卧位或侧卧位，在腋中线上，合腋屈肘时，肘尖止处即是该穴。

主治：腹痛、腹胀、泄泻、呕吐、神疲肢倦、胸胁痛、小儿疳积等。

取穴原理：健脾理气，舒肝解郁，调和肝脾。

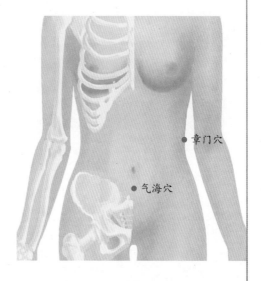

气海穴

定位：在下腹部，前正中线上，脐中下 1.5 寸。

简易取穴法：采用仰卧的姿势，气海穴位于人体下腹部，画一直线连接肚脐与耻骨联合上方中点，将其分为 10 等份，从肚脐向下 3/10 的位置，即为此穴。

主治：腹痛、泄泻、便秘、阳痿、月经不调、虚脱等。

取穴原理：益气助阳，调经固经。

足三里穴

定位：在小腿前外侧，当犊鼻下3寸，距胫骨前缘外侧1横指。

简易取穴法：髌骨下缘，髌韧带外侧凹陷就是外膝眼，从外膝眼直下4横指，胫骨前缘外侧1横指处，这个交叉点即是。

主治：胃痛、呕吐、腹胀、肠鸣、消化不良、急慢性胃肠炎、十二指肠溃疡、胃下垂、冠心病、心绞痛、风湿热、支气管炎、支气管哮喘、休克、失眠等。

取穴原理：健脾益胃，促进消化吸收，对肠胃、心血管系统等有良好的调节作用。

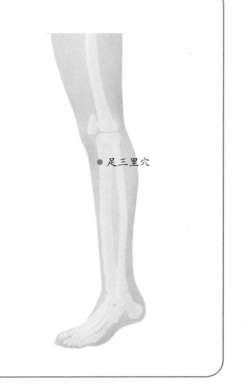

足三里穴

▶ 艾灸方法

艾炷直接灸（宜用无瘢痕灸）

选取中脘、足三里、胃俞，用艾炷直接灸，每穴每次3～5壮。先灸中脘和足三里，2个穴位可以同时进行，然后再灸胃俞。每日1次，5天为一个疗程，间隔2日可行下一个疗程。

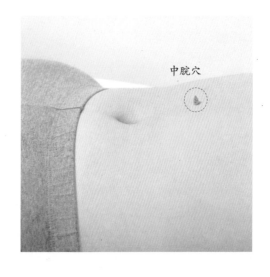

中脘穴

艾条温和灸

选取中脘、足三里、胃俞、气海、章门，用艾条温和灸，每穴每次10~15分钟。按照先背部后胸腹部、先上部后下部的顺序施灸。每日1次，5天为一个疗程，间隔2日可行下一个疗程。

📍精选小妙招

生姜橘皮饮

将生姜、橘皮各20克洗净，放入锅中，加适量水，煎汤饮用。每日2次。适用于肝胃气滞型慢性胃炎，症见胃脘胀痛、饱闷不适。

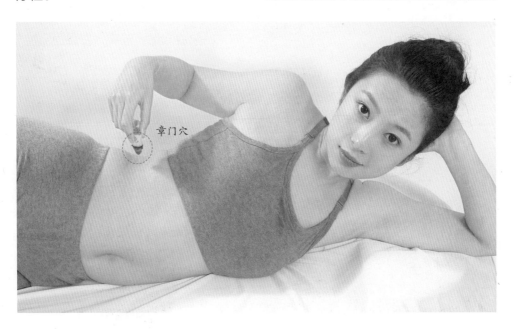

章门穴

延伸阅读

生活调理

1. 平时可多吃新鲜而富有营养的食物；饮食以清淡、质软、容易消化为原则。

2. 蛋白质的供给要足够，如牛奶、鸡蛋、各种豆制品、瘦肉、鱼肉等。

3. 碳水化合物供给要充分，如各种粥、面条等。

4. 维生素、矿物质供给也要充足，如多食新鲜的蔬菜和瓜果等。

5. 避免有强烈刺激性作用的食物；忌食生冷、坚硬及酸辣食物。

慢性咽炎

病症链接

慢性咽炎为咽部黏膜、黏膜下及淋巴组织的弥漫性炎症，常为上呼吸道慢性炎症的一部分。慢性咽炎多因急性咽炎反复发作或治疗不彻底，以及鼻咽部邻近器官的炎症（如鼻窦炎、扁桃体炎、鼻咽炎、气管炎等）刺激而引起。

病因

常因长期粉尘或有害气体刺激、烟酒过度或其他不良生活习惯、鼻窦炎分泌物刺激、过敏体质或身体抵抗力降低等引起。

症状表现

吞咽困难、咽痛、口臭及嗅觉不灵、声音嘶哑、咽部异物感、呼吸异常。

艾灸特效穴

大椎穴、天突穴。

特效穴位解析

大椎穴

定位：俯伏坐位，在后正中线上，第7颈椎棘突下凹陷中。

简易取穴法：低头，在后颈部最高的骨性隆起处，其下凹陷处即为大椎穴。

主治：落枕、颈椎病、肩背腰脊强痛、感冒、热病、恶寒发热、疟疾、中暑、咳嗽、喘逆、咽喉肿痛、自汗、盗汗、高血压等。

取穴原理：固表屏风。

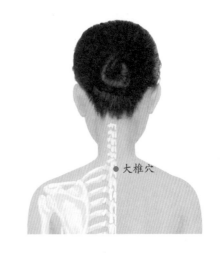

● 大椎穴

天突穴

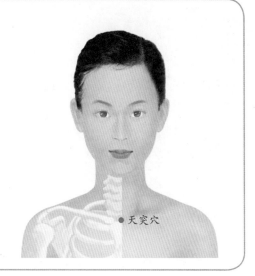

定位：在颈部，前正中线上，胸骨上窝中央。

简易取穴法：采用仰靠坐位的姿势，该穴位于人体的颈部，前正中线上，两锁骨中间，胸骨上窝中央。

主治：打嗝、咳嗽、呕吐、神经性呕吐、咽喉炎、扁桃体炎、其他咽喉疾病等。

取穴原理：止咳平喘化痰。

· 天突穴

◗ 艾灸方法

艾炷隔姜灸

取大椎、天突穴，先灸大椎再灸天突，取老姜一块，切成 0.3 厘米厚的薄片，在姜片上扎几个小孔，小心施灸 5～7 壮。

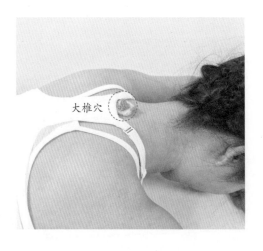

大椎穴

延伸阅读

生活调理

1. 饮食要保持卫生，少吃过热、过冷、过辣的刺激性食物。

2. 重视口腔和鼻腔卫生，防止口鼻疾病。

3. 远离粉尘等有害气体的刺激。

4. 平时用嗓过度后可适当喝一些温开水；也可吃些清凉润肺的食物，如荸荠、萝卜、梨等。

5. 很多咽部疾病与全身的健康状况有一定的关系，平时多锻炼身体，以增强体质。

6. 平时讲话多的人应掌握正确的发声方法，避免高声喊叫，应注意休息。

慢性肾炎

病症链接

慢性肾炎是一种原发于肾小球的免疫性炎症疾病。该病起病缓慢、病程长，以尿异常改变、水肿、贫血、高血压及肾功能损害等为主要特征。同时，可伴有不同程度的腰部酸痛、尿短少、乏力等症状。

病因

肾小球疾病的发生与感染、自身免疫、药物、遗传、环境等诸多因素相关，其中免疫损伤是多数肾小球疾病发生过程中的共同环节。

症状表现

隐匿起病：有的患者可无明显临床症状。偶有轻度浮肿，血压可正常或轻度升高。多通过体检发现此病。

慢性起病：患者可有乏力、疲倦、腰痛、纳差；眼睑或下肢水肿，伴有不同程度的血尿或蛋白尿，部分患者可表现为肾病性大量蛋白尿。

急性起病：部分患者因劳累、感染、血压增高、水与电解质调节紊乱使病情呈急性发作，或用肾毒性药物后病情急骤恶化，经及时去除诱因和适当治疗后，病情可获得一定程度的缓解。

艾灸特效穴

委阳穴、肾俞穴、膀胱俞穴、委中穴、膈俞穴。

特效穴位解析

委阳穴

定位：在腘横纹外侧端，股二头肌肌腱的内侧缘。

简易取穴法：俯卧位，在腘横纹外侧端，股二头肌肌腱内缘取穴。

主治：腰背痛、肾炎、膀胱炎等。

取穴原理：舒筋活络，通利水湿。

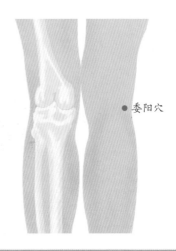

●委阳穴

肾俞穴

定位：在腰部，第 2 腰椎棘突下，左右各旁开 1.5 寸。

简易取穴法：取坐位，两手中指按着肚脐正中，平行移向背后，两指会合于脊柱之处为命门穴（此穴正对脐中），由此左右各旁开 2 指处即是。

主治：肾炎、肾绞痛、遗尿、尿路感染、阳痿、早泄、遗精、腰痛、哮喘、贫血、肋间神经痛、脑血管病后遗症等。

取穴原理：益肾助阳，强腰利水。

膀胱俞穴

定位：在骶部，骶正中嵴左右各旁开 1.5 寸，平第 2 骶后孔。

简易取穴法：俯卧位，平髂后上棘内缘下与骶骨间的凹陷，后正中线左右各旁开 2 指宽处。

主治：便秘、痢疾、腰骶神经痛、坐骨神经痛、膀胱炎、遗尿、糖尿病、脚气等。

取穴原理：利水通淋，清热利湿，通经活络。

委中穴

定位：腘横纹中点，股二头肌肌腱与半腱肌肌腱的中间。

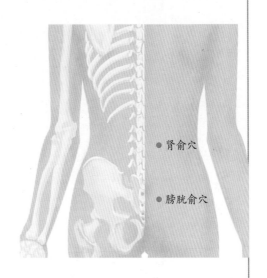

- 肾俞穴
- 膀胱俞穴

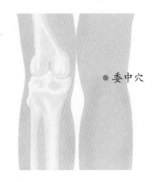

- 委中穴

简易取穴法：采用俯卧位，委中穴位于腘横纹中点，股二头肌肌腱与半腱肌肌腱中间，即膝盖里侧中央即是。

主治：坐骨神经痛、小便不利、遗尿、小腿疲劳、肚子疼痛、颈部酸痛、腰部疼痛或疲劳、臀部疼痛、膝盖疼痛。

取穴原理：开窍醒神，舒筋活络。

膈俞穴

定位：在背部，当第 7 胸椎棘突下，左右各旁开 1.5 寸。

简易取穴法：取俯卧位，从大椎向下数 7 个棘突下的凹陷处，左右各旁开 2 指宽处。

主治：神经性呕吐、肾炎、胃溃疡、肝炎、肠炎、淋巴结结核、胸膜炎、哮喘、支气管炎、贫血、小儿营养不良等。

取穴原理：理气宽胸，活血通脉。

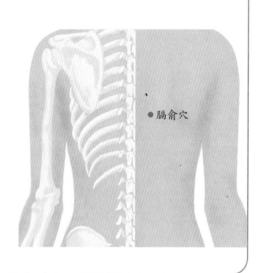

艾灸方法

艾条温和灸

1. 悬灸肾俞、膀胱俞、委中，肾俞每次 10～20 分钟，膀胱俞每次 5～10 分钟，委中每次 5～10 分钟。隔日 1 次，10 次一个疗程。

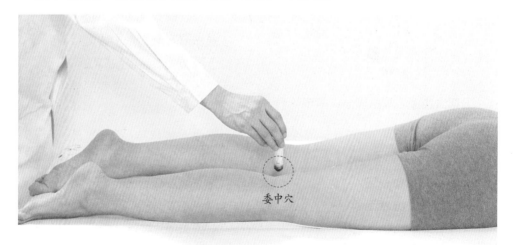

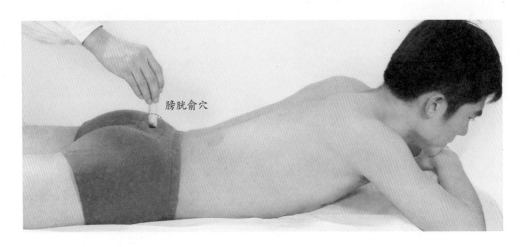

膀胱俞穴

2. 悬灸委阳，每次 5~10 分钟。隔日 1 次，10 次一个疗程。

艾炷隔蒜灸

取蒜片放在膀胱俞、肾俞、膈俞、委中穴上，然后将艾炷置于蒜片上，点燃，每次 3~4 壮，艾炷如绿豆大或半个枣核大。每日灸 2 次，疗程之间可不休息。

延伸阅读

生活调理

1. 肾炎患者宜多吃具有利水消肿作用的食物，如西瓜、冬瓜、黄瓜、丝瓜、绿豆、赤小豆等。
2. 忌吃菠菜、苋菜、竹笋等，这些食物草酸含量多，进入人体后易与钙结合，形成草酸钙结晶，增加肾脏的排泄负担。
3. 慢性肾炎若症状较轻，可适当活动或工作，但应避免过于劳累。
4. 节制性生活。

精选小妙招

西瓜汁

取西瓜肉适量。将西瓜肉榨取汁液饮服。亦可生食西瓜肉，每日 2 次。或取鲜西瓜皮 200 克，加水煎汤服用。此方法可清热解暑，除烦止渴，利尿消肿。此法对急慢性肾炎有疗效。

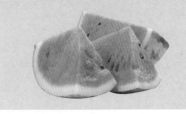

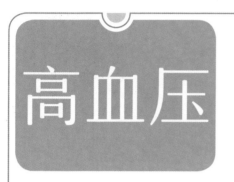

高血压

病症链接

高血压是指在静息状态下动脉收缩压≥140毫米汞柱和（或）舒张压≥90毫米汞柱，常伴有脂肪和糖代谢紊乱，以及心、脑、肾和视网膜等器官功能性或器质性改变，是一种常见的全身性疾病。

病因

1. 长期情志不和，抑郁恼怒、肝气郁结、气郁化火、阴液耗伤，肝阳上亢，上扰清窍，而发本病。

2. 饮食不节，伤及脾胃，脾失健运，致水液代谢失常，聚湿生痰，痰浊中阻，上蒙清窍，而发本病。

3. 房事过度，或老年体衰，肝肾阴虚，肝阳上亢，而发为本病。

症状表现

缓进型高血压：头痛头晕，心悸失眠，烦躁不安，眼花耳鸣，夜尿，多尿，尿液中含有蛋白和红细胞。

急进型高血压：血压明显升高，口渴，乏力，视力迅速衰退，眼底视网膜出血，双侧视神经乳头水肿，迅速出现蛋白尿及血尿。

艾灸特效穴

太冲穴、肝俞穴、风池穴、涌泉穴、足三里穴、悬钟穴。

特效穴位解析

太冲穴

定位：在足背侧，当第1、第2跖骨间的后方凹陷处。

简易取穴法：取穴时，用手指沿第1、第2趾夹缝向上移压，压至能感觉到动脉搏动处即是。

主治：头痛、眩晕、咽痛嗌干、目赤肿痛。

取穴原理：平肝息风。

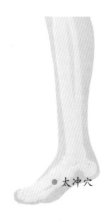

太冲穴

肝俞穴

定位：位于背部，在第 9 胸椎棘突下，左右各旁开 1.5 寸。

简易取穴法：低头找到脖子后面正中的骨突，往下数 9 个棘突下的凹陷处，左右各旁开 2 指宽处即是。

主治：胃肠病、胸痛、腹痛、肝病、老年斑、皮肤粗糙、失眠等。

取穴原理：退热，益肝明目，通络利咽，疏肝理气，行气止痛。

风池穴

定位：在颈部，枕骨之下，胸锁乳突肌与斜方肌上端之间的凹陷处。

简易取穴法：风池穴位于后颈部，采用正坐姿势，枕骨下，两条大筋外缘陷窝中，于耳垂齐平的凹陷处即是。

主治：头痛、眩晕、颈项强痛、目赤肿痛、耳聋、中风、口眼歪斜、热病、感冒等。

取穴原理：醒脑益气。

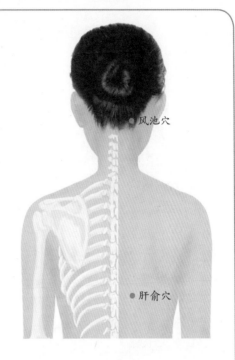

风池穴

肝俞穴

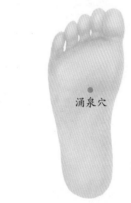

涌泉穴

涌泉穴

定位：在人体的足底，屈足蜷趾时前脚掌最凹陷中，约当足底第 2、第 3 趾趾缝纹头端与足跟连线的前 1/3 与后 2/3 交点凹陷处。

简易取穴法：抬起脚，脚趾弯曲，前脚掌最凹陷处。

主治：头痛目眩、小儿惊风、癫痫、失眠、肾结石等。

取穴原理：开窍止厥，回阳救逆，镇痉定眩，益肾清心。

足三里穴

定位： 在小腿前外侧，当犊鼻下3寸，距胫骨前缘外侧1横指。

简易取穴法： 髌骨下缘，髌韧带外侧凹陷就是外膝眼，从外膝眼直下4横指，胫骨前缘外侧1横指处，这个交叉点即是。

主治： 胃痛、呕吐、腹胀、肠鸣、消化不良、急慢性胃肠炎、十二指肠溃疡、胃下垂、泄泻、便秘、痢疾、脚气、水肿、下肢不遂、心悸、气短、高血压、高脂血症、冠心病、心绞痛、风湿热、支气管炎、支气管哮喘、休克、失眠等。

取穴原理： 健脾益胃，促进消化吸收，强壮身体，改善人体免疫功能，并对肠胃、心血管系统等有良好的调节作用。

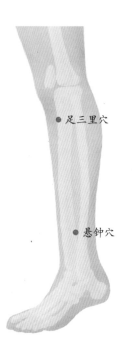

● 足三里穴

● 悬钟穴

悬钟穴

定位： 在小腿外侧，当外踝尖上3寸，腓骨前缘。

简易取穴法： 外踝尖上3寸，当腓骨前缘即是。

主治： 中风手足不遂、脚气、落枕、偏头痛、淋巴结核、高血压等。

取穴原理： 平肝息风，疏肝益肾。

▶ 艾灸方法

艾条温和灸

1. 艾条温和灸肝俞，每次10~20分钟。隔日1次，10次为一个疗程，或每月一个疗程。感觉以温热为度，火力不必过强。

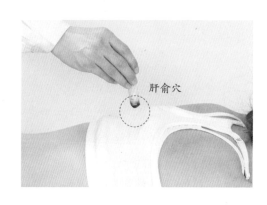

肝俞穴

2. 艾条温和灸太冲，每次 10～20 分钟。隔日 1 次，10 次为一个疗程，或每月一个疗程。

艾炷隔姜灸

取太冲、足三里、风池、涌泉、悬钟穴，将艾炷点燃置姜片上，每穴 5～7 壮，艾炷如黄豆或半粒枣核大，每日或隔日灸治 1 次，7 次为 1 疗程，疗程间隔 3～5 天。

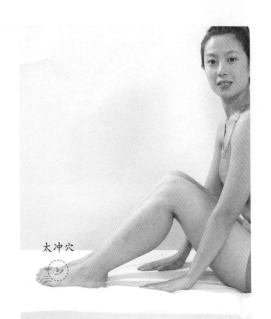

太冲穴

延伸阅读

生活调理

1. 控制热量摄入，少吃肥肉、动物油、油炸类食物等。
2. 饮食一定要清淡，少吃盐，每天摄盐量不超过 6 克，即一个啤酒瓶盖的量。
3. 多参加户外运动，运动能够有效促进血液循环，降低胆固醇的生成。
4. 保持良好的精神状态，保持乐观积极的心态，尽量放松自己的心情。

● 精选小妙招

菊花茶

所选菊花应为甘菊，尤以苏杭的大白菊或小白菊为最佳。每次用 3 克左右泡饮，每日 3 次。此茶饮有平肝明目、清热解毒之功效，对高血压、动脉硬化有显著疗效。

山楂茶

每天数次用鲜嫩山楂果 1～2 枚泡茶饮用。山楂有助消化、扩张血管、降低血糖、降低血压的功效，经常饮用，对高血压具有明显的辅助疗效。胃酸多者忌用。

糖尿病

病症链接

糖尿病是由于体内胰岛素缺乏或胰岛素不能正常发挥作用而引起的代谢紊乱综合征。糖尿病是由遗传因素、免疫功能紊乱等各种致病因子作用于机体，导致胰岛功能减退、胰岛素抵抗等而引发的糖、蛋白质、脂肪、水和电解质等代谢紊乱综合征。

病因

1. 饮食失节，损伤脾胃，致脾胃运化失职，积热内蕴，化燥伤津，消谷耗液，发为消渴。

2. 长期抑郁恼怒，肝气郁结，或郁久化火，火热内燔，消灼肺胃阴津而发为消渴。

3. 房事不节，劳欲过度，肾精亏损，虚火内生，水火不相既济，致肾虚肺燥胃热，发为消渴。

症状表现

以高血糖为主要特点，会出现多尿、多饮、多食、消瘦等现象，并可导致眼、肾、神经、血管及心脏等组织器官的并发症，严重者甚至会发生双目失明、下肢坏疽、尿毒症、脑血管病变或心脏病变，以致危及生命。

艾灸特效穴

阳池穴、梁门穴、脾俞穴、膀胱俞穴、中脘穴、内关穴。

特效穴位解析

阳池穴

定位：腕背侧远端横纹上，指伸肌腱的尺侧缘凹陷中。

简易取穴法：手背侧，沿第4、第5掌骨间向上滑动，滑动至与腕背侧横纹相交，此交点即为该穴。

主治：耳聋、目赤肿痛、手腕部损伤、前臂及肘部疼痛、颈肩部疼痛、流行性感冒、风湿病、糖尿病等。

取穴原理：清热通络，通调三焦，益阴增液。

● 阳池穴

梁门穴

定位：脐上 4 寸，前正中线左右各旁开 2 寸。

简易取穴法：在上腹部，脐上 4 寸，距前正中线左右各 2 寸。

主治：食欲不振、胃痛、呕吐、胃炎、胃或十二指肠溃疡、胃下垂、胃神经官能症等胃部疾病。

取穴原理：消食导滞。

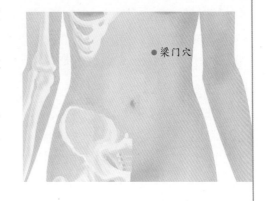

脾俞穴

定位：在背部，第 11 胸椎棘突下，左右各旁开 1.5 寸。

简易取穴法：采用俯卧的姿势，该穴位于人体的背部，肩胛下角横平第 7 胸椎棘突，从第 7 胸椎棘突向下数 4 个棘突下的凹陷处，左右各旁开 2 指处。

主治：消化性溃疡、脘腹胀痛、胃下垂、胃炎、胃出血、消化不良、泄泻、痢疾、呕吐、噎膈、便血、带下、糖尿病、贫血、月经不调、肾炎等。

取穴原理：利湿升清，健脾和胃，益气壮阳。

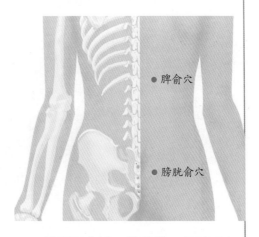

膀胱俞穴

定位：在骶部，骶正中嵴两旁各 1.5 寸，平第 2 骶后孔。

简易取穴法：俯卧位，平髂后上棘内缘下与骶骨间的凹陷，后正中线左右各旁开 2 指。

主治：便秘、痢疾、腰骶神经痛、坐骨神经痛、膀胱炎、遗尿、糖尿病、脚气等。

取穴原理：利水通淋，清热利湿，通经活络。

中脘穴

定位： 脐中上 4 寸，前正中线上。

简易取穴法： 在上腹部，两侧肋骨下缘相交处为中庭穴，中庭穴与肚脐连线中点即为此穴。

主治： 呕吐、反胃、腹胀、胃炎、胃溃疡。

取穴原理： 通调腑气，和胃止痛。

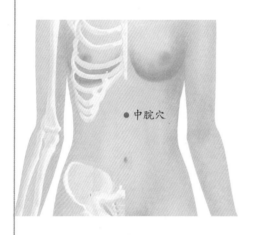

内关穴

定位： 在前臂掌侧，腕掌侧横纹上 2 寸，掌长肌腱与桡侧腕屈肌腱之间。

简易取穴法： 采用正坐仰掌的姿势，在离手腕第 1 横纹上 2 寸的两条筋之间的凹陷处即是（掌长肌腱与桡侧腕屈肌腱之间）。

主治： 对治疗抑郁导致的失眠、焦虑、健忘等症状尤其有效。

取穴原理： 疏导水湿，宁心安神，理气镇痛。

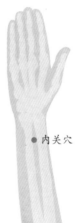

◗ 艾灸方法

艾条温和灸

1. 艾条温和灸脾俞、中脘穴，每穴每次 10～20 分钟。每日 1 次或隔日 1 次，10 次为一个疗程，每月一个疗程。

2. 艾条温和灸阳池、膀胱俞，每穴每次 10～20 分钟。每日 1 次或隔日 1 次，10 次为一个疗程，每月一个疗程。

艾条回旋灸

取梁门、中脘、内关、脾俞穴。将艾条一端点燃，按照从前到后、先上后下的顺序，上下来回旋灸这几个穴位，每穴每次 10～15 分钟，每日灸 1 次，10 次为一疗程，疗程之间可间隔1～2 日。

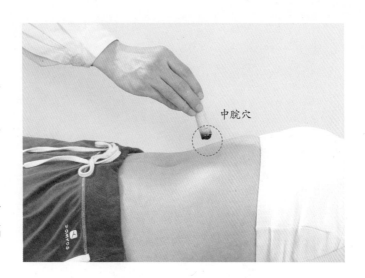

中脘穴

延伸阅读

生活调理

1. 饮食要有规律，不能暴饮暴食，吃饭时要细嚼慢咽。

2. 严格控制饮食，多吃蔬菜，限制碳水化合物的摄入，防止血糖上升过快。

3. 坚持锻炼身体，增强体质，同时促进新陈代谢。注意劳逸结合，不要熬夜。

4. 保持良好的心态，尽量保持好心情，这样对病情的治疗会有一定的帮助。

5. 每天至少饮用 2000 毫升的水，以利于体内代谢物的排泄，同时改善血液循环，降低血液的黏稠度，减少糖尿病并发症的形成。

精选小妙招

花粉瓜皮茶

取西瓜皮 15 克，冬瓜皮 15 克，天花粉 15 克。将上述三物加水同煎，滤渣饮汁，每日 2 次，每次半杯。适用于各型糖尿病。

红薯叶煮冬瓜

将鲜红薯叶洗净，鲜冬瓜去瓤、切小块。锅置火上，倒入适量清水，待水沸腾倒入冬瓜块，煮至冬瓜块软烂，放入红薯叶，待汤锅继续沸腾时起锅即可。每日 1 剂，时日不限，可用于治疗糖尿病。

冠心病

病症链接

冠心病是指因冠状动脉狭窄、供血不足而引起的心肌功能障碍和器质性病变；是冠状动脉粥样硬化心脏病的简称，是当前老年人最常见、危害性最大的心脏疾病。

病因

肥胖：肥胖症已明确为冠心病的首要危险因素，可增加冠心病死亡率。

高血压：高血压与冠状动脉粥样硬化的形成和发展关系密切，收缩期血压比舒张期血压更能预测冠心病，舒张期血压高能增加冠心病死亡的危险。

长期吸烟：吸烟是重要而且危险的诱发冠心病的病因，也是唯一最可避免的死亡原因。

症状表现

自觉胸部压榨性疼痛，并可迁延至颈、颌、手臂、后背及胃部。发作时可伴随其他症状，如眩晕、气促、出汗、恶心、面色苍白、倦怠无力、夜寐不宁及昏厥，严重患者可能因为心力衰竭而死亡。

艾灸特效穴

神门穴、心俞穴、肾俞穴、厥阴俞穴、关元穴、太溪穴。

特效穴位解析

神门穴

定位：在腕部，腕掌侧远端横纹尺侧，尺侧腕屈肌腱的桡侧凹陷处。

简易取穴法：仰掌，找到腕掌侧最靠近小指的肌腱，此肌腱靠近拇指侧与腕掌侧远端横纹交点处的凹陷即为该穴。

主治：心病、心烦、惊悸、怔忡、健忘、失眠、癫狂、胸胁痛等疾病。

取穴原理：补益心气，安定心神。

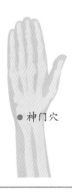

● 神门穴

心俞穴

定位：在背部，第 5 胸椎棘突下，左右各旁开 1.5 寸。

简易取穴法：位于人体的背部，采用正坐姿势，从大椎穴向下数 5 个棘突下的凹陷中，左右各旁开 2 指宽处。

主治：心经及循环系统疾病，心痛、惊悸、咳嗽、吐血、失眠、健忘、盗汗、梦遗、癫痫、胸痛、心悸、晕车、头痛、恶心欲吐、神经官能症等。

取穴原理：宽胸理气，通络安神。

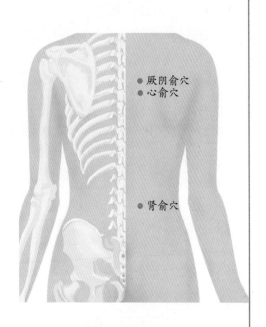

● 厥阴俞穴
● 心俞穴

● 肾俞穴

肾俞穴

定位：在腰部，第 2 腰椎棘突下，左右各旁开 1.5 寸。

简易取穴法：取坐位，两手中指按着肚脐正中，平行移向背后，两指会合于脊柱之处为命门穴（此穴正对脐中），由此左右各旁开 2 指处即是。

主治：肾炎、肾绞痛、遗尿、尿路感染、阳痿、早泄、遗精、腰痛、哮喘、贫血、肋间神经痛、脑血管病后遗症等。

取穴原理：益肾助阳，强腰利水。

厥阴俞穴

定位：第 4 胸椎棘突下，左右各旁开 1.5 寸。

简易取穴法：位于人体背部，采用正坐或俯卧姿势，从大椎穴向下数 4 个棘突下的凹陷处，左右各旁开 2 指宽处（约 2 厘米）即是。

主治：心痛、心悸、咳嗽、胸闷、呕吐、冠心病等。

取穴原理：疏通心脉，宽胸理气。

关元穴

定位：在腹正中线上，脐下 3 寸处。

简易取穴法：关元穴位于下腹部前正中线上，采用仰卧的姿势，从肚脐到耻骨上方画一直线，将此线五等分，从肚脐往下 3/5 处，即是此穴。

主治：遗尿、尿失禁、尿潴留、尿路感染、小便赤涩、遗精、阳痿、性功能减退、前列腺炎、月经不调、盆腔炎、眩晕、虚劳、腰痛、低血压、类风湿性关节炎等。

取穴原理：调补肝肾，调经止带，调理肠道，回阳固脱，强身健体。

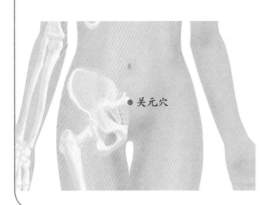

● 关元穴

太溪穴

定位：在足内侧，内踝后方，内踝尖与跟腱之间的凹陷处。

简易取穴法：位于足内侧。取穴时，平放足底，由足内踝尖往后推至凹陷处（大约当内踝尖与跟腱间之中点）即是本穴。

主治：月经不调、遗精、阳痿、失眠、健忘、头痛、目眩、咽喉肿痛、齿痛、耳聋、咳嗽、气喘、咯血、胸痛、腰脊痛、泄泻、大便难等。

取穴原理：清热生津，补肾壮阳。

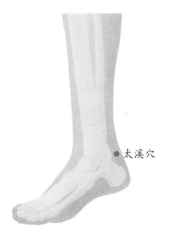

● 太溪穴

⟩ 艾灸方法

艾条温和灸

1. 悬灸心俞，每次 10～20 分钟。每日 1 次或隔日 1 次，10 次为一个疗程，或每月一个疗程。感觉以温热为度。

2. 取肾俞、关元悬灸，每穴每次10~
   20分钟。每日1次或隔日1次，
   10次为一个疗程，或每月一个疗
   程。治疗时先灸心俞，再灸肾俞，
   最后灸关元。以感觉温热为度。

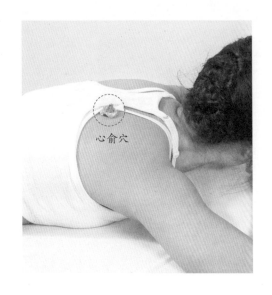

心俞穴

艾炷隔姜灸

选神门、太溪、心俞、厥阴俞穴，
按照先上后下的顺序，选择老姜，切成
0.3厘米厚的薄片，在其上扎小孔，每
穴分别施灸3~5壮。每日1次，10天
为一个疗程，疗程间隔3~5天。

延伸阅读

生活调理

1. 冠心病患者的饮食宜"三多三
   低"——多纤维素、多维生素、
   多植物蛋白，低盐、低脂肪、低
   胆固醇。
2. 冠心病患者应随时携带应急药品，
   以便发病时服用。
3. 冠心病一般都在早晨至中午这段
   时间发作，因此早晨起床后服药，
   对治疗及预防冠心病非常重要。
4. 老年冠心病患者不宜独居，应与
   家人同住，以方便发病时采取应
   急措施。

精选小妙招

蒸木耳

黑木耳清水浸泡一夜，蒸
1小时。蒸好的黑木耳加适量冰
糖，睡前服，连续食用。黑木耳
被誉为人体血管清道夫，有补血、
活血、抗血小板凝集、防止血凝
固形成血栓等功效，常吃可防治
冠心病、动脉粥样硬化。

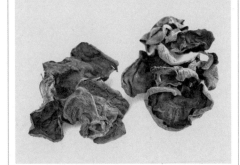

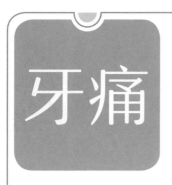

牙痛

病症链接

牙痛是常见的口腔疾病。龋齿、牙髓炎、根尖周围炎、冠周炎及牙本质过敏等疾病均可引起牙痛。急性牙髓炎表现为间歇性疼痛，夜间加重，病人不能明确指出患牙位置；急性根尖周围炎表现为持续性疼痛；急性冠周炎患者表现为明显的牙龈红肿。

病因

1. 感受风热外邪，风热之邪循阳明经上炎入齿，而引起牙痛。

2. 饮食不节，肠胃郁热，又嗜食辛辣煎炸之品，胃火炽盛，循经上炎而引起牙痛。

3. 年老体虚，或肾阴亏损患者，虚火上炎而致牙痛。

症状表现

牙痛可因冷、热、酸、甜等刺激而发作或加重，可伴有牙龈红肿、牙龈出血、牙齿松动、龋齿、咀嚼困难等。

艾灸特效穴

合谷穴、颊车穴。

特效穴位解析

合谷穴

定位：在手背，第1、第2掌骨间，第2掌骨桡侧的中点处。

简易取穴法：一手拇指、食指两指张开，以另一手的拇指第1个关节横纹正对该手的虎口边，拇指按下，指尖所指处就是合谷穴。

主治：齿痛、手腕及臂部疼痛、口眼歪斜、感冒发热等症。

取穴原理：疏风解表，通络镇痛。

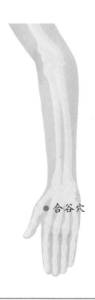

● 合谷穴

颊车穴

定位：在面颊部，下颌角前上方约1横指（中指），当咀嚼时咬肌隆起，按之凹陷处。

简易取穴法：正坐或侧伏，开口取穴，在下颌角前上方1横指凹陷中。如上下齿用力咬紧，在隆起的咬肌高点处取穴。

主治：牙髓炎、牙周炎、下颌关节炎、咬肌痉挛、面神经麻痹、三叉神经痛、脑血管病后遗症、甲状腺肿等。

取穴原理：祛风清热，开关通络。

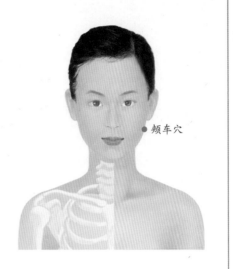

颊车穴

◗ 艾灸方法

艾条温和灸

1. 悬灸合谷，每次10~20分钟，每日1~2次。症状消失或明显减轻即可。
2. 效果不明显时可加灸颊车。每次5~10分钟。

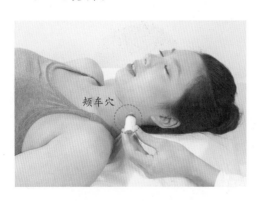

颊车穴

延伸阅读

生活调理

1. 注意口腔卫生，养成早晚刷牙、饭后漱口的良好习惯。
2. 睡前不吃糖、饼干等淀粉之类的食物。
3. 不要吃过硬的食物；少吃过酸、过冷、过热的食物。
4. 忌烟限酒，不宜多吃湿热性食物，如牛肉、羊肉、咖啡等。
5. 保持乐观的心态和良好的情绪。

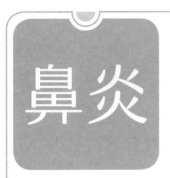

鼻炎

▶ 病症链接

鼻炎是由于鼻腔血管的神经调节功能紊乱，导致以鼻黏膜血管扩张、腺体分泌增多为特征的慢性炎症。

▶ 病因

气候变化：当气候变化较大时，无论是骤凉还是骤热，均易使鼻黏膜受到刺激而引起鼻炎。

环境因素：空气中的有害物质可刺激鼻黏膜而引起鼻炎。

鼻邻近器官病变：如扁桃体炎、咽炎等炎症可扩散到鼻腔而引起鼻炎。

滥用药物：如长期使用滴鼻净或服用降压药等均可引起药物性鼻炎。

全身因素：许多全身慢性病，如贫血、糖尿病等均可引发鼻炎。

▶ 症状表现

慢性单纯性鼻炎：多出现间歇性鼻塞，一般在寒冷时或早晚、静坐后鼻塞，活动后减轻；交替性鼻塞，一侧通畅，另一侧鼻塞，往往于侧卧时，居下侧的鼻腔阻塞。有时还会出现闭塞性鼻音、嗅觉减退、头晕、头痛等症状。时有鼻涕，常为黏液性涕，量少。

慢性肥厚性鼻炎：涕少，呈黏液性或黏脓性，难以擤出；鼻塞比较重，呈持续性鼻塞和渐进性加重。

▶ 艾灸特效穴

迎香穴、合谷穴。

▶ 特效穴位解析

迎香穴

定位：在鼻翼外缘中点旁，鼻唇沟中。

简易取穴法：鼻翼外缘中点向外做水平线，与鼻唇沟交点处即是。

主治：主治鼻炎、鼻窦炎、面瘫、流鼻涕、鼻病、牙痛、感冒、面肌痉挛等。

取穴原理：祛风通窍，理气止痛。

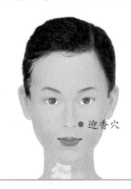

迎香穴

合谷穴

定位：在手背，第1、第2掌骨间，第2掌骨桡侧的中点处。

简易取穴法：一手拇指、食指两指张开，以另一手的拇指第1个关节横纹正对该手的虎口边，拇指按下，指尖所指处就是合谷穴。

主治：齿痛、手腕及臂部疼痛、鼻炎、感冒、发热等症。

取穴原理：疏风解表，通络镇痛。

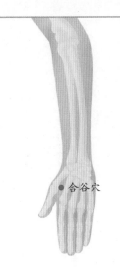

合谷穴

◗ 艾灸方法

艾条温和灸

1. 悬灸迎香，每次10~20分钟，每日1次。5~7天为一个疗程，间隔2日可行下一个疗程。

2. 悬灸合谷、阳溪，每穴每次10~20分钟，每日1次。5~7天为一个疗程，间隔2日可行下一个疗程。

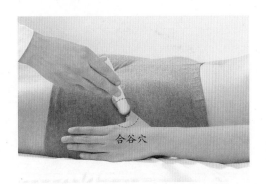

合谷穴

延伸阅读

生活调理

1. 保持工作、生活环境的空气清洁，避免接触灰尘及化学气体，特别是有害气体。

2. 改掉挖鼻的不良习惯。

3. 慎用鼻黏膜收缩剂，尤其不要长期不间断地使用。

4. 注意保暖，适当时候戴上口罩，洗澡后应擦干头发再入睡，避免感冒。

5. 尽量少吸烟、饮酒，少食刺激性食物。

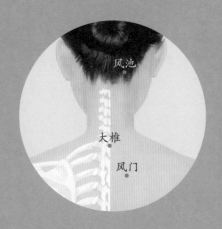

风池

大椎

风门

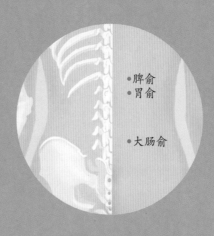

脾俞
胃俞

大肠俞

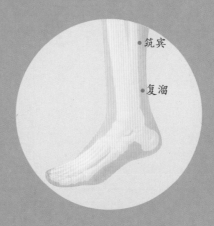

筑宾

复溜

第
6
章

灸除外科疾病，

止痛利关节

当你正在受一些外科疾病的困扰、求医问药效果不佳的时候，不要忽视艾灸。艾灸对于解决腰肌劳损、颈椎病、肩周炎、风湿性关节炎等顽固性疾病，具有独特的疗效，坚持做下去，就能艾到病除。

颈椎病

病症链接

颈椎病又称颈椎综合征，是一种以退行性病理改变为基础的疾患。由于颈椎长期劳损、骨质增生，或椎间盘脱出、韧带增厚，致使颈椎脊髓、神经根或椎动脉受压，导致功能障碍。

病因

1.中医学认为，年老体衰，肝肾不足，气血亏虚，筋骨失养；或伏案久坐，劳损筋肉；或感受外邪，外邪客于经脉，气血不通；或扭挫损伤，气血瘀滞，而发为本病。

2.西医学认为由于颈椎间盘退变，椎体骨质增生，韧带钙化等病变导致椎间隙变窄，椎间孔缩小，神经根、脊髓、颈部交感神经或椎动脉受到压迫或刺激而引发本病。

症状表现

轻度的患者：颈肩部疼痛，有沉重感，头枕部或上肢出现放射性疼痛，上肢无力，手指发麻。患者面部一侧常常发热、出汗，行走不稳，可能出现晕眩或者猝倒症状。

严重的患者：吞咽困难，发音困难，下肢痉挛，行走困难，甚至四肢瘫痪。

艾灸特效穴

天柱穴、大杼穴、天宗穴、曲池穴、肩井穴。

特效穴位解析

天柱穴

定位：在颈部，横平第2颈椎棘突上缘，斜方肌外缘凹陷中。

简易取穴法：位于头骨后正下方凹处，也就是后颈处有一块突起的肌肉外侧凹陷处。

主治：头痛、落枕、项强、五十肩、肩背病、热病。

取穴原理：化气壮阳。

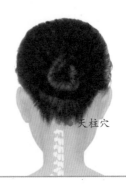

天柱穴

大杼穴

定位：在背部，第1胸椎棘突下，左右各旁开1.5寸。

简易取穴法：正坐低头或俯卧位，从大椎穴向下数1个棘突下的凹陷处，后正中线左右各旁开2指宽处取穴。

主治：咳嗽、发热、头痛、肩背痛。

取穴原理：强筋骨，清邪热。

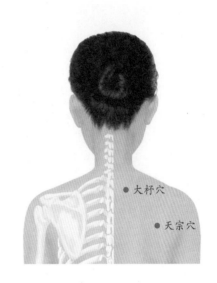

天宗穴

定位：在肩胛区，肩胛冈中点与肩胛下角连线上1/3与下2/3交点凹陷中。

简易取穴法：采取直立姿势，左手搭上右肩，左手掌贴在右肩膀1/2处，手指自然垂直，中指指尖触碰到的地方就是该穴位。

主治：肩胛疼痛、气喘、肘臂外后侧痛等。

取穴原理：消瘀散结，理气通络。

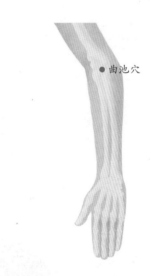

曲池穴

定位：在肘区，尺泽与肱骨外上髁连线中点。

简易取穴法：肱二头肌肌腱桡侧的肘横纹上为尺泽穴，屈肘，肘外侧骨头尖即为肱骨外上髁，尺泽与肱骨外上髁连线中点即是该穴。

主治：流行感冒、荨麻疹、扁桃体炎、高血压、急性胃肠炎等。

取穴原理：清热健脾。

肩井穴

定位：位于肩上，在大椎穴和肩峰端连线的中点。

简易取穴法：患者取坐位，找到大椎与肩峰外侧端，二者连线中点即是。

主治：肩酸痛、头酸痛、落枕、耳鸣等。

取穴原理：活血化瘀。

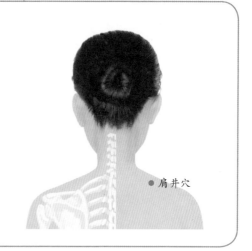

● 肩井穴

艾灸方法

艾条温和灸

1. 悬灸大杼、天宗、肩井穴，每穴每次 10～30 分钟。每日 1 次，5～7 天为一个疗程，间隔 2 日可行下一个疗程。

2. 悬灸天柱、曲池穴，每穴每次 5～15 分钟。每日 1 次，5～7 天为一个疗程，间隔 2 日可行下一个疗程。

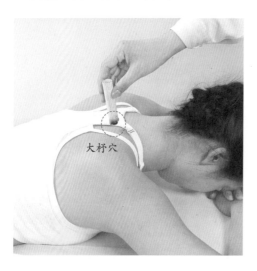

大杼穴

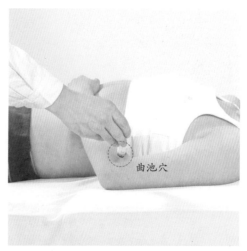

曲池穴

温盒灸

每次在颈部阿是穴（即疼痛部位）上施灸 10～20 分钟。每日或隔日 1 次，
10 次为一疗程。

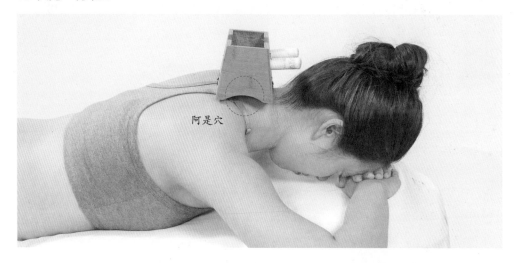

阿是穴

延伸阅读

生活调理

1. 睡觉时，枕头高度要适中，仰卧时，枕头低一些，侧卧时可以稍高一点，以保持颈部的轻度拉伸，恢复脊柱的生理曲度。

2. 注意肩部的日常保暖，防止受到风寒的侵袭。

3. 不要长时间坐着，而且坐姿要正确，以防止颈椎长期处在过度弯曲和拉伸状态。

4. 平时多做一些肩颈部的保健操，活动一下肩颈，加强肩颈部的肌肉锻炼，并进行按摩。

精选小妙招

敷姜葱液

取生姜 1 块，大葱 1 根，还有葱茅（葱的须根）5 支。将生姜、大葱以及葱茅拌在一起捣烂，然后放入水中煮开。患者可以拿一条干净的毛巾蘸着姜、葱的混合液，然后敷在颈部疼痛的地方，对于颈椎病的治疗很有效。

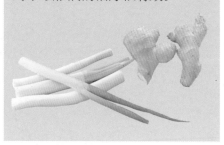

落枕

病症链接

落枕又称失枕，是指以颈部疼痛、颈项僵硬、转侧不便为主要特征的颈部软组织急性扭伤或炎症。好发于青壮年身上，多见于冬春季节。落枕的病人通常在入睡前并无异状，晨起后却感觉到项背部明显酸痛，而且颈部活动受限。一般来说，落枕多与睡眠姿势有关，而风寒侵袭项背也会引起落枕症状。

病因

1. 劳累过度、睡姿不当、枕头高低不适，颈部肌肉长时间处于过分牵拉或紧张状态，导致颈部气血不和，筋脉拘急而发为落枕。

2. 因颈部扭伤，或感受风寒，使颈部经气不调，气血阻滞，筋脉拘急而发为落枕。

症状表现

上背部酸痛，颈部不能自由旋转和活动，颈部肌肉触痛，浅层的肌肉出现痉挛、僵硬现象。

艾灸特效穴

大椎穴、天宗穴、肩井穴、悬钟穴、昆仑穴。

特效穴位解析

大椎穴

定位：在后正中线上，第7颈椎棘突下凹陷中。

简易取穴法：低头，在后颈部最高的骨性隆起处，其下凹陷处即为大椎穴。

主治：热病、咳嗽、肩背痛、中暑、风疹等。

取穴原理：祛邪止痛。

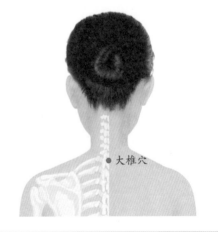

● 大椎穴

天宗穴

定位：在肩胛区，肩胛冈中点与肩胛下角连线上 1/3 与下 2/3 交点凹陷中。

简易取穴法：采取直立姿势，左手搭上右肩，左手掌贴在右肩膀 1/2 处，手指自然垂直，中指指尖触碰到的地方就是该穴位。

主治：肩胛疼痛、气喘、肘臂外后侧痛等。

取穴原理：消瘀散结，理气通络。

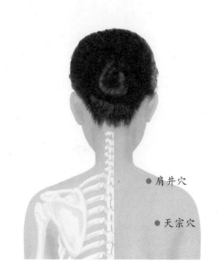

●肩井穴

●天宗穴

肩井穴

定位：位于肩上，在大椎穴和肩峰端连线的中点。

简易取穴法：患者取坐位，找到大椎与肩峰外侧端，二者连线的中点即是。

主治：肩酸痛、头酸痛、落枕、耳鸣等。

取穴原理：疏导水液，活血化瘀。

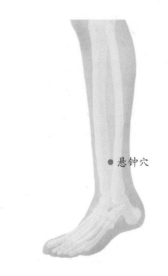

●悬钟穴

悬钟穴

定位：在小腿外侧，当外踝尖上 3 寸，腓骨前缘。

简易取穴法：外踝尖上 3 寸，当腓骨前缘即是。

主治：坐骨神经痛、中风、脑血管疾病、颈项强痛等。

取穴原理：舒张筋脉。

昆仑穴

定位：外踝后方，在外踝尖和跟腱之间的凹陷处。

简易取穴法：患者取坐位，脚部外踝尖和跟腱之间的凹陷处即是。

主治：后头痛、癫痫、腰痛、足踝肿痛等。

取穴原理：疏导脏腑经络之气，镇痛安神。

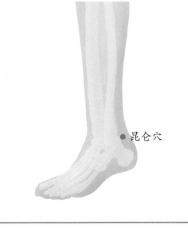

昆仑穴

艾灸方法

艾条温和灸

1. 悬灸大椎、天宗穴，每穴每次10～30分钟。每日1次，5～7天为一个疗程，间隔2日可行下一个疗程。

2. 悬灸悬钟、昆仑穴，每穴每次5～15分钟。每日1次，5～7天为一个疗程，间隔2日可行下一个疗程。

3. 悬灸肩井穴，每次5～15分钟。每日1次，5～7天为一个疗程，间隔2日可行下一个疗程。

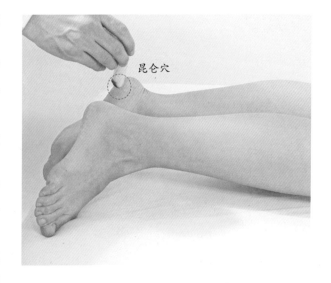

昆仑穴

温盒灸

每次在颈部阿是穴上施灸 10～20 分钟。每日或隔日 1 次，10 次为一疗程。

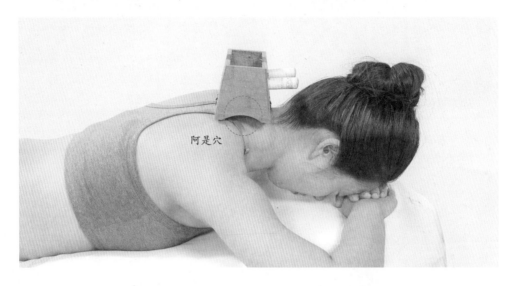

阿是穴

延伸阅读

生活调理

1. 保持良好的睡眠姿势，枕头的高度要适中，侧卧时，枕头的高度最好与肩宽相同。
2. 睡觉时要注意保暖，一定要盖好被子，尤其是肩颈部一定不要透风。
3. 注意日常的饮食平衡，荤素要搭配合理，而且注重维生素、微量元素、钙的摄入，平时多吃新鲜的蔬菜、水果、奶制品、豆类食品。
4. 注意颈部的锻炼，多做一些颈部的保健操。

精选小妙招

敷醋

取食醋 100 克，放在火上加热，只要不烫手就行，然后用两块干净的纱布蘸着热醋，轮流敷在颈背的疼痛处，保持疼痛处的湿热感。同时，患者最好进行一些简单的颈部活动，每次活动 20 分钟，每日 2～3 次，3 日之后，落枕症状就能够得到缓解。

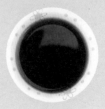

肩周炎

病症链接

肩周炎是肩关节周围肌肉、韧带、肌腱、滑囊、关节囊等软组织损伤、退变而引起的关节囊和关节周围软组织发生的一种慢性无菌性炎症。中医认为肩周炎的形成有内因和外因两个因素：内因是年老体弱、肝肾不足、气血亏虚，外因是风寒湿邪、外伤及慢性劳损。

病因

1. 年老体虚，正气不足，营卫渐虚，气血不足，筋失濡养，而发为肩周炎。

2. 肩部感受风寒，或汗出当风，或睡卧露肩，感受风寒湿邪，经脉拘急，局部气血运行不畅，而发为本病。

3. 习惯偏侧而卧，或慢性劳损，或外伤等导致局部气血运行不畅，气血瘀滞，而发为本病。

症状表现

肩关节由阵发性疼痛，逐渐发展为持续性疼痛，并逐渐加重，昼轻夜重，肩关节活动时，可引起剧烈疼痛。按压时疼痛，并向颈部及肘部放射。

艾灸特效穴

肩髃穴、大杼穴。

特效穴位解析

肩髃穴

定位： 在肩部，三角肌上，臂外展，或向前平伸时，肩峰前下方凹陷处。

简易取穴法： 将上臂外展平举，肩关节部即可呈现出两个凹窝，前下方的凹窝中即为本穴。

主治： 肩背部疾病。

取穴原理： 通经活络，疏散风热。

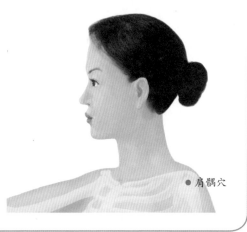

●肩髃穴

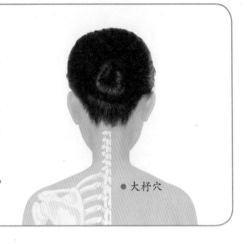

大杼穴

定位：在背部，第1胸椎棘突下，左右各旁开 1.5 寸。

简易取穴法：正坐低头或俯卧位，从大椎穴向下数1个棘突下的凹陷处，后正中线左右各旁开 2 指宽处取穴。

主治：咳嗽、发热、头痛、肩背痛。

取穴原理：强筋骨，清邪热。

● 大杼穴

艾灸方法

艾条温和灸

悬灸肩髃，每次 10～20 分钟，每日 1～2 次。5～7 天为一个疗程，间隔 2 日可行下一个疗程。

艾炷隔姜灸

取姜片放在肩髃、大杼穴上，然后将艾炷置于姜片上，点燃，每次 3～4 壮，艾炷如绿豆大或半个枣核大。每日 1～2 次，10 日为一个疗程，疗程之间可间隔 1～2 日。

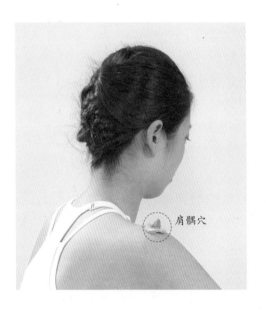

肩髃穴

延伸阅读

生活调理

1. 注重营养的均衡摄入，营养不良可能导致身体虚弱，从而引发肩周炎。
2. 注意防寒保暖，尤其是加强肩部的保暖工作，防止肩部受风受凉。

腰椎间盘突出

病症链接

腰椎间盘突出是指由于过度劳累或外伤等原因引起的腰椎间盘中纤维环破裂，髓核突出，刺激或压迫坐骨神经、马尾神经，使神经产生粘连、水肿变性，继而出现腰部疼痛、麻木的一种病症。

病因

1.外伤极易引发腰椎间盘突出，尤其腰椎间盘突出患者发生腰部损伤时，椎间盘髓核就会向后移，导致椎间盘向后突出。

2.在日常生活中，活动不当会导致纤维环破裂，引起腰椎间盘突出，影响正常活动。

3.司机在工作中处于长期的颠簸状态，也是引起腰椎间盘突出的原因之一。

症状表现

持续性腰背钝痛，下肢放射性疼痛，肢体麻木，步态不稳，间接性跛行，肌肉麻痹，疼痛肢体皮肤较冷。

艾灸特效穴

殷门穴、承山穴、昆仑穴、京骨穴、命门穴。

特效穴位解析

殷门穴

定位：在大腿后面，承扶与委中的连线上，承扶（臀沟的中点）下6寸。

简易取穴法：俯卧位，臀沟下6寸，大腿后侧正中。

主治：坐骨神经痛、下肢麻痹、小儿麻痹后遗症、腰背痛、股部炎症等。

取穴原理：舒筋通络，强腰膝。

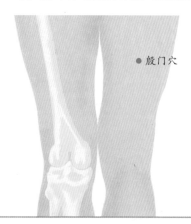
● 殷门穴

承山穴

定位：在小腿后区，腓肠肌两肌腹与肌腱交角处。

简易取穴法：小腿用力，在小腿后面正中，有个明显的肌肉分界点，呈人字形，其中央凹陷处即是承山穴。

主治：小腿肚抽筋、脚部劳累、膝盖劳累、腰背痛、腰腿痛、便秘、痔疮等。

取穴原理：理气止痛，舒筋活络。

昆仑穴

定位：在足部外踝后方，外踝尖与跟腱之间的凹陷处。

简易取穴法：昆仑穴位于脚踝外侧，在外踝顶点与跟腱相连线的中央点。

主治：头痛、目眩、难产、腰骶疼痛、足跟肿痛、腰痛、高血压、怕冷症等。

取穴原理：安神清热，舒筋活络。

京骨穴

定位：位于人体的足外侧部，第 5 跖骨粗隆前下方，赤白肉际处。

简易取穴法：正坐或俯卧位，在足跗外侧，顺着第 5 跖骨向上摸可摸到一处骨性突起，此处赤白肉际处即为该穴。

主治：头痛项强、目翳、癫痫、腰痛。

取穴原理：清热止痉，明目舒筋。

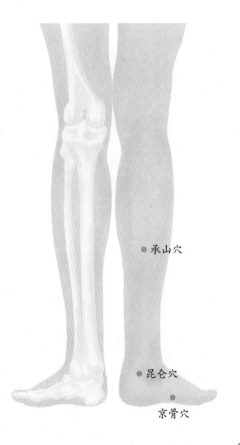

● 承山穴

● 昆仑穴

● 京骨穴

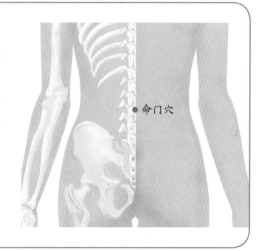

命门穴

定位：人体腰部，在第 2 腰椎棘突下凹陷中，后正中线上。

简易取穴法：取坐位，两手中指按着肚脐正中，平行移向背后，两指会合于脊柱之处即为该穴。

主治：腰痛、精力减退、惊恐、阳痿、遗精等。

取穴原理：接续督脉气血。

命门穴

◖ 艾灸方法

艾条温和灸

1. 悬灸殷门，每次 10～20 分钟。每日 1 次，5～7 天为一个疗程，间隔 2 日可行下一个疗程。

2. 悬灸承山、命门，每穴每次 10～20 分钟。每日 1 次，5～7 天为一个疗程，间隔 2 日可行下一个疗程。

艾炷直接灸（宜用无瘢痕灸）

选昆仑、京骨、命门穴，用中艾炷或小艾炷施灸，感觉灼痛时去掉艾炷，另换一艾条悬灸。每穴每次 3～8 壮，以局部皮肤红晕、无烧伤、自觉舒适为度。

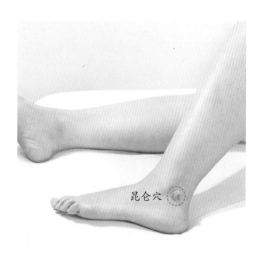

昆仑穴

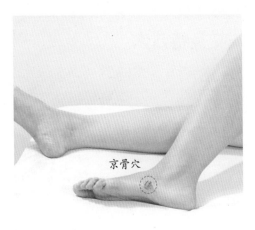

京骨穴

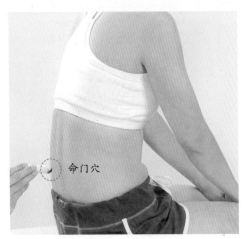

命门穴

延伸阅读

生活调理

1. 睡硬板床。睡硬板床可减少椎间盘承受的压力。
2. 保持良好的生活习惯，注意腰间保暖，尽量不要受寒。
3. 注意劳作姿势，避免长久弯腰和过度负重。
4. 锻炼时压腿和弯腰的幅度不要太大。
5. 急性发作期尽量卧床休息，疼痛缓解后也应注意适当休息。
6. 平时多吃一些含钙量高的食物，如奶制品、虾皮、海带、芝麻酱、豆制品等。

精选小妙招

丝瓜藤末

选取一截连根的丝瓜藤，在火上焙干后研成末。每天2次，每次3克，用黄酒送服。此方有祛风、除湿、通络的功效，能缓解腰椎间盘突出症状。

韭菜根外敷

取一些韭菜根，洗净后捣烂，然后加入适量的陈醋进行调和，之后将韭菜根泥敷在腰椎上疼痛的地方。每天坚持敷药，对缓解腰椎间盘突出引起的疼痛有效。

风湿性关节炎

病症链接

风湿性关节炎是一种常见的急性或慢性结缔组织炎症，属于与链球菌感染有关的变态反应性疾病，是风湿热的主要表现之一，可反复发作并累及心脏。

病因

病因尚未完全明确。风湿性关节炎是一个与环境、细胞、病毒、遗传、性激素、神经和精神状态等因素密切相关的疾病。中医认为，本病与外感风、寒、湿等邪气以及肝肾不足有密切关系。

症状表现

患者轻度或中度发热，肌肉和关节出现游走性酸楚、疼痛，膝、踝、肘、腕等关节出现酸痛，关节局部红肿热痛。

艾灸特效穴

大椎穴、肾俞穴、肝俞穴、关元穴、阳陵泉穴、昆仑穴。

特效穴位解析

大椎穴

定位：在后正中线上，第7颈椎棘突下凹陷中。

简易取穴法：低头，在后颈部最高的骨性隆起处，其下凹陷处即为大椎穴。

主治：热病、咳嗽、肩背痛、中暑、风湿病等。

取穴原理：镇痛消肿。

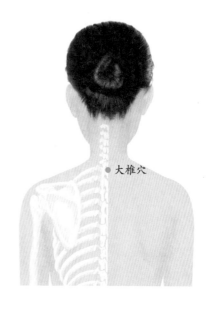

● 大椎穴

肾俞穴

定位： 在腰部，第2腰椎棘突下，左右各旁开1.5寸。

简易取穴法： 取坐位，两手中指按着肚脐正中，平行移向背后，两指会合于脊柱之处为命门穴（此穴正对脐中），由此左右各旁开2指处即是。

主治： 遗尿、遗精、耳鸣、风湿性关节炎等。

取穴原理： 益肾，强筋骨，外散肾脏之热。

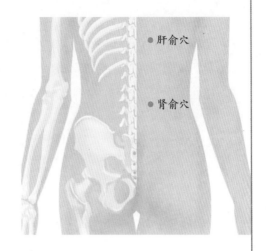

肝俞穴

定位： 位于背部，在第9胸椎棘突下，左右各旁开1.5寸。

简易取穴法： 低头找到脖子后面正中的骨突，往下数9个棘突下的凹陷处，左右各旁开2指宽即是。

主治： 吐血、晕眩、夜盲、胁痛、偏头痛、风湿病等。

取穴原理： 疏肝理气，散发肝脏之热。

关元穴

定位： 在腹正中线上，脐下3寸处。

简易取穴法： 关元穴位于下腹部前正中线上，采用仰卧的姿势，从肚脐到耻骨上方画一直线，将此线5等分，从肚脐往下3/5处，即是此穴。

主治： 虚喘、肾虚、痛经、风湿性关节炎、排尿不顺等。

取穴原理： 固本培元，补益下焦。

阳陵泉穴

定位：在小腿外侧，腓骨小头前下方凹陷处。

简易取穴法：下肢微屈，在小腿外侧找到腓骨小头；其前下方凹陷中即是该穴。

主治：痉挛肿痛、坐骨神经痛、半身不遂、风湿性关节炎、下肢痿痹等。

取穴原理：疏肝利胆，强健腰膝。

昆仑穴

定位：外踝后方，在外踝尖和跟腱之间的凹陷处。

简易取穴法：患者取坐位，脚部外踝尖和跟腱之间的凹陷处即是。

主治：后头痛、癫痫、腰痛、足踝肿痛等。

取穴原理：清热，舒筋活络。

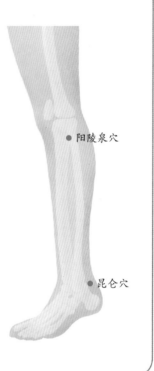

●阳陵泉穴

●昆仑穴

艾灸方法

艾条温和灸

1. 悬灸大椎、肝俞，每穴每次10~20分钟。每日1次，5~7天为一个疗程，间隔2日可行下一个疗程。

2. 悬灸肾俞，每次10~20分钟。每日1次。5~7天为一个疗程，间隔2日可行下一个疗程。

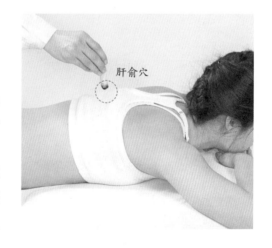

肝俞穴

艾炷直接灸（宜用无瘢痕灸）

选关元、阳陵泉、昆仑穴，用中艾炷或小艾炷施灸，感觉灼痛时去掉艾炷，另换一炷。自觉舒适为度。

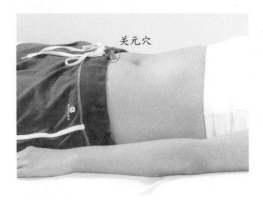

关元穴

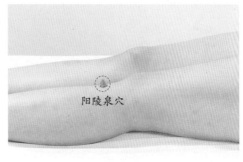

阳陵泉穴

延伸阅读

生活调理

1. 多吃高蛋白、高热量、易消化的食物，不要吃生冷、油腻、辛辣、刺激性的食物。
2. 保持房间通风、向阳、干燥，但是不要睡在风口处。被褥要勤洗晒，保持干燥和干净。
3. 睡觉之前最好用热水泡脚，热水要没过脚踝，保持下肢血液畅通。
4. 注意给身体保暖，防止感冒受凉。
5. 保持良好的精神状态，不要焦虑不安，不要对疾病产生任何心理压力。

精选小妙招

胡椒根炖老母鸡

取胡椒根 60 克，红枣 6 个，500～750 克的老母鸡 1 只，先将老母鸡剖杀，去毛去内脏，洗净后切成块，然后将胡椒根切成小段，并将红枣洗净去核。接着把鸡块连同胡椒根、红枣一起放入锅中，加入适量水，用武火煮开后，再用中火煲 1.5 小时，最后加入食盐等调料。经常吃这道菜，有助于温经通络和除湿，可缓解风湿性关节炎的病痛。

坐骨神经痛

病症链接

坐骨神经痛是指坐骨神经通路及其分布区的疼痛综合征。

病因

1. 腰椎间盘突出是坐骨神经痛的原因之一。坐骨神经痛患者常有较长期的反复腰痛史，或重体力劳动史，常在一次腰部损伤或弯腰劳动后急性发病。

2. 坐骨神经痛的原因与腰椎椎管狭窄有关，这种情况多见于中年男性。早期坐骨神经痛患者常会有"间歇性跛行"，行走时下肢痛加重，但弯腰行走或休息后症状减轻或消失。

3. 坐骨神经痛与站姿、坐姿、睡姿的关系非常密切，很多都是平时的姿势不对而导致坐骨神经痛。

症状表现

坐骨神经分布的区域疼痛难忍，多为一侧腰腿部阵发性或持续性疼痛，多表现为臀部、大腿后侧、小腿踝关节后外侧的烧灼样或针刺样疼痛。严重时痛如刀割，活动时疼痛加剧。

艾灸特效穴

委中穴、秩边穴、环跳穴、承筋穴、关元俞穴、阳陵泉穴。

特效穴位解析

委中穴

定位：腘横纹中点，股二头肌肌腱与半腱肌肌腱的中间。

简易取穴法：膝盖后面凹陷中央的腘横纹的中点即是委中穴。

主治：坐骨神经痛、小便不利、遗尿、小腿疲劳、肚子疼痛、脖子酸痛、腰部疼痛或疲劳、臀部疼痛、膝盖疼痛。

取穴原理：开窍醒神，舒筋活络。

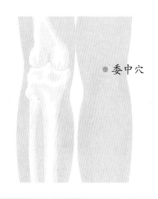

● 委中穴

秩边穴

定位：在臀部，平第 4 骶后孔，骶正中嵴左右各旁开 3 寸。

简易取穴法：俯卧位，胞肓直下，骶管裂孔略上移，左右各旁开 3 寸处取穴。

主治：急性腰扭伤、下肢瘫痪、坐骨神经痛、脑血管病后遗症、膀胱炎、生殖器官疾病、痔疮等。

取穴原理：舒筋活络，强壮腰膝。

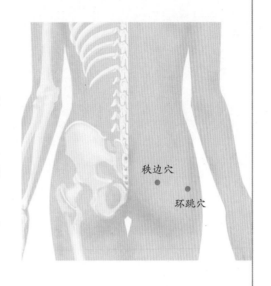

环跳穴

定位：在臀外侧，侧卧屈腿，股骨大转子最凸点与骶管裂孔连线的外 1/3 与中 1/3 交点处。

简易取穴法：侧卧，小腿伸直，大腿屈髋屈膝，在股骨大转子最凸点与骶骨裂孔连线的外 1/3 与中 1/3 交点。

主治：腰腿痛，半身不遂，坐骨神经痛，髋关节及周围软组织疾病等。

取穴原理：祛风化湿，强健腰膝。

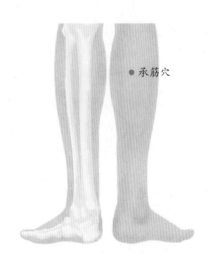

承筋穴

定位：在小腿后面，腘横纹下 5 寸，处在腓肠肌两肌腹中央。

简易取穴法：股二头肌肌腱与半腱肌肌腱的中间，腘横纹中点，即是委中穴，下方 5 寸，腓肠肌两肌腹中间即是承筋穴。

主治：便秘、急性扭伤、腰痛、脱肛、痔疮等。

取穴原理：舒筋活络，强健腰膝。

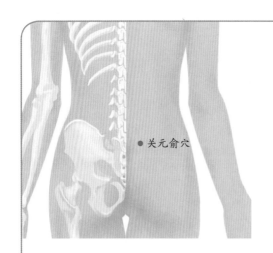
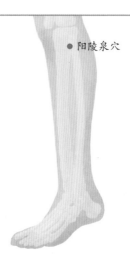

● 阳陵泉穴

● 关元俞穴

关元俞穴

定位：位于人体腰部，在第5腰椎棘突下，左右各旁开1.5寸。

简易取穴法：患者取俯卧位，从大椎向下数5个棘突下的凹陷处，左右各旁开2指宽即是。

主治：腰痛、腹胀、贫血、遗尿、慢性肠炎等。

取穴原理：外散小腹内部之热。

阳陵泉穴

定位：在小腿外侧，腓骨小头前下方凹陷处。

简易取穴法：下肢微屈，在小腿外侧找到腓骨小头，其前下方凹陷中即是该穴。

主治：小腿痉挛肿痛、坐骨神经痛、半身不遂、下肢痿痹等。

取穴原理：疏肝利胆，强健腰膝。

◗ 艾灸方法

艾条温和灸

1. 悬灸秩边，每次10～20分钟。

2. 悬灸环跳，每次15～25分钟。每日1次，5～7天为一个疗程，间隔2日可行下一个疗程。治疗时，选择有病一侧的环跳穴。

3. 悬灸委中、承筋、关元、阳陵泉穴，每穴每次10～20分钟，以感觉温和为度，火力不可过强。

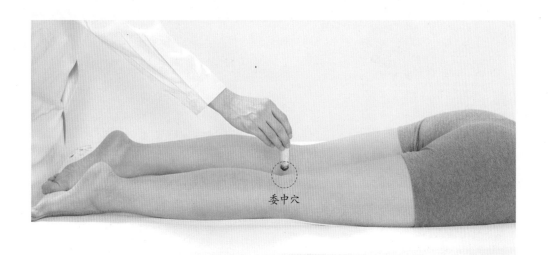

委中穴

延伸阅读

生活调理

1. 防止风寒湿邪侵袭。风寒湿邪会使气血受阻，经络不通。

2. 注意饮食起居调养。注意锻炼身体，运动时要注意保护腰部，内衣汗湿后要及时换洗。出汗后也不宜立即洗澡，待汗干后再洗，以防受凉、受风。饮食有节，起居有常，戒烟限酒，增强体质。

3. 在急性疼痛期，不要拾起或拉取超过5千克的重物，不要用力上举重物，如果需要，尽量使用推的方法。

4. 注意站、坐、睡姿。坐骨神经痛与站姿、坐姿、睡姿关系密切。平时姿势不对也会导致坐骨神经痛。

精选小妙招

桑寄生煮鸡蛋

鸡蛋1~2个，桑寄生10克。鸡蛋、桑寄生放入锅内，加适量清水同煮10~30分钟，待鸡蛋熟后，捞出鸡蛋，剥去外壳，将鸡蛋再放入锅中煮片刻即成，吃蛋饮汤。

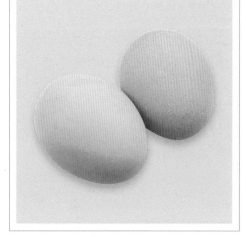

腰痛

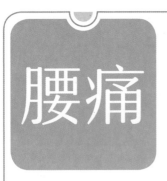

▷ 病症链接

腰痛是老年人的一种常见症状，原因很多。随着年龄的增长，人体骨质发生退行性病变，造成骨质增生，会引起腰痛。许多内脏病变，如肾脏疾病、胰腺疾病也会引起腰痛。此外，腰肌劳损也会引起腰痛。

▷ 病因

外邪因素：风、寒、湿邪可使肌肉痉挛、小血管收缩、淋巴回流减慢、软组织血液循环发生障碍，产生无菌性炎症，从而产生腰痛。

软组织慢性劳损：长期低头伏案、久坐、长时间弯腰和睡眠姿势不当，或使用高枕头等，均会引起腰部疼痛。

▷ 症状表现

腰痛是以腰部一侧或两侧疼痛为主要症状的一种病症，可出现酸痛、刺痛、冷痛等多种疼痛感觉，疼痛严重时甚至不能活动。部分患者在休息、按摩、热敷后腰痛可缓解。

▷ 艾灸特效穴

大杼穴、腰阳关穴。

▷ 特效穴位解析

大杼穴

定位：在背部，第1胸椎棘突下，左右各旁开1.5寸。

简易取穴法：正坐低头或俯卧位，从大椎穴向下数1个棘突下的凹陷处，后正中线左右各旁开2指宽处取穴。

主治：咳嗽、发热、头痛、腰背痛。

取穴原理：强筋骨，清邪热。

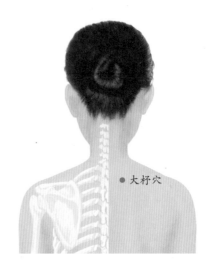

● 大杼穴

腰阳关穴

定位：在腰部，后正中线上，第 4 腰椎棘突下凹陷中。

简易取穴法：肚脐水平面与脊柱交点为第 2 腰椎，再向下数 2 个棘突下的凹陷处即为该穴。

主治：坐骨神经痛、腰骶神经痛、类风湿病、小儿麻痹、盆腔炎、心肌梗死等疾病。

取穴原理：祛寒除湿，舒筋活络。

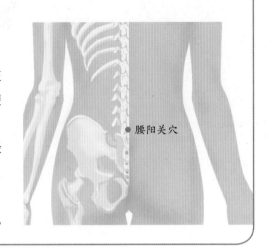

腰阳关穴

艾灸方法

艾条温和灸

1. 悬灸腰阳关，或艾炷直接灸（宜用无瘢痕灸），每次 10～20 分钟。每日 1 次，5～7 天为一个疗程，间隔 2 日可行下一个疗程。
2. 悬灸大杼，每次 10～20 分钟。每日 1 次，5～7 天为一个疗程，间隔 2 日可行下一个疗程。

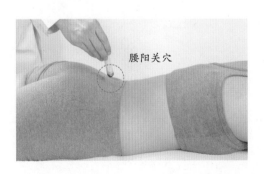

腰阳关穴

延伸阅读

生活调理

1. 调整坐姿，椅子的坐板离地面越低，腰椎压力越大。家中沙发若很软，一坐就陷下去，则不宜久坐，建议坐高凳和硬靠背凳。
2. 注意劳逸结合，活动与休息都要适度。
3. 防止受寒、淋雨和受潮，腰部要注意保暖，不穿湿衣、湿鞋、湿袜等；不要贪凉受露、过食冷饮，不要卧居湿地等。

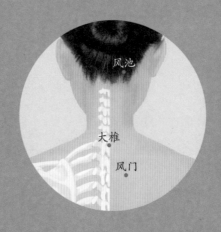

风池

大椎

风门

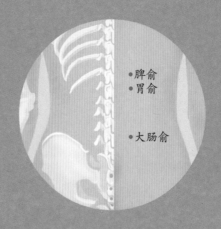

脾俞
胃俞

大肠俞

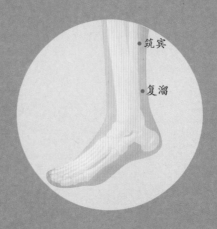

筑宾

复溜

第7章

妇科、男科病，

「艾」的体贴最周到

妇科和男科病是男女常见病、多发病。由于很多人对妇科、男科疾病缺乏应有的认识，加上各种不良的生活习惯，导致一些疾病缠身。针对这些问题，本章给出详细的艾灸疗法。

痛经

病症链接

痛经就是在月经期间或月经期前后，出现周期性小腹疼痛，或痛至腰骶部位，甚至面色苍白、恶心呕吐、剧痛晕厥。痛经分为原发性痛经和继发性痛经，前者又称功能性痛经，是指生殖器官无明显器质性病变者，多见于未婚或未育妇女；后者多继发于生殖器官某些器质性病变，如盆腔子宫内膜异位症、慢性盆腔炎等。

病因

1. 气血不足，胞宫失于濡养，"不荣则痛"，故使痛经发作。

2. 情绪不佳，气滞血瘀，致使胞宫的气血运行不畅，"不通则痛"。

3. 感受寒邪，或过食寒凉生冷之品，致使寒凝血瘀，"不通则痛"。

4. 素有湿热内蕴，或感受湿热之邪，致气血凝滞不畅，"不通则痛"。

症状表现

经期或经行前后，周期性小腹疼痛，或伴有腹部和乳房胀痛，或痛至腰骶部位，甚至面色苍白、恶心呕吐、剧痛晕厥。

艾灸特效穴

三阴交穴、子宫穴、关元穴、归来穴、次髎穴、血海穴。

特效穴位解析

三阴交穴

定位：在小腿内侧，当足内踝尖上3寸，胫骨内侧缘后方，左右腿各一。

简易取穴法：正坐屈膝成直角，内踝尖上3寸，胫骨内侧后缘。

主治：腹痛、肠鸣、腹胀、泄泻、便溏等。

取穴原理：疏肝理气，通经活络。

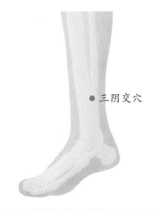

●三阴交穴

子宫穴

定位：在下腹部，脐中下 4 寸，前正中线左右各旁开 3 寸。

简易取穴法：患者取卧位，将肚脐与耻骨联合上缘中点相连，将连线分为 5 等份，脐下 4/5 处旁开 3 寸即为此穴。

主治：月经不调、子宫下垂、崩漏、痛经、子宫内膜炎、腰痛、阑尾炎等。

取穴原理：调经止带，理气和血，升气举陷。

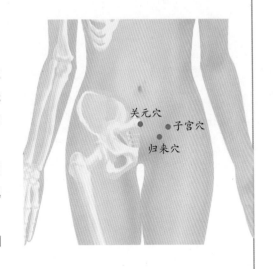

关元穴　　子宫穴　　归来穴

关元穴

定位：在腹正中线上，脐下 3 寸处。

简易取穴法：关元穴位于下腹部前正中线上，采用仰卧的姿势，从肚脐到耻骨上方画一直线，将此线 5 等分，从肚脐往下 3/5 处，即是此穴。

主治：尿路感染、小便赤涩、遗精、阳痿、性功能减退、前列腺炎、月经不调、盆腔炎、眩晕、虚劳、腰痛、低血压、类风湿性关节炎等。

取穴原理：调补肝肾，调经止带，调理肠道，回阳固脱，强身健体。

归来穴

定位：位于人体下腹部，在肚脐下 4 寸，前正中线左右各旁开 2 寸。

简易取穴法：让患者取正坐姿势，将肚脐与耻骨联合上缘中点的连线分为 5 等份，肚脐下 4/5 处左右各旁开 3 指宽处即是。

主治：腹痛、白带、月经不调、疝气等。

取穴原理：传输胃经下行经水，散化冲脉外传之热。

次髎穴

定位：在骶区，正对第2骶后孔中。

简易取穴法：患者取站立位，沿着骶骨从上往下数，第2个孔处即是。

主治：月经不调、痛经、带下、小便不利、遗精、腰痛。

取穴原理：补益下焦，强腰利湿。

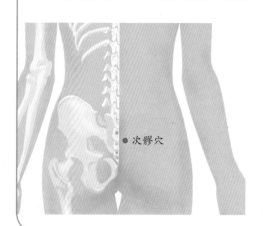

血海穴

定位：在大腿内侧，髌骨底内侧缘上2寸，在股四头肌内侧头的隆起处。

简易取穴法：髌骨上缘内侧端，再向上2个拇指宽。

主治：膝关节疼痛、贫血、痛经、湿疹、荨麻疹、神经性皮炎等。

取穴原理：活血补血，运化脾阴，引血归经。

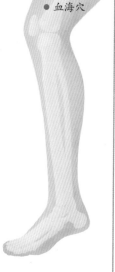

艾灸方法

艾条温和灸

1. 悬灸子宫、血海，每穴每次10～20分钟。每日1次，3～5天为一个疗程。每次月经前3～5天，进行治疗。
2. 悬灸次髎、归来，每穴每次10～20分钟。每日1次，3～5天为一个疗程。每次月经前3～5天，进行治疗。

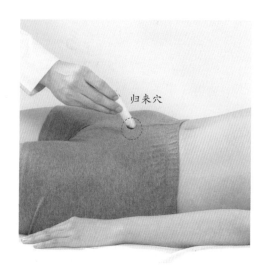

艾炷隔姜灸

取姜片放在子宫、关元、三阴交穴上，然后将艾炷置于姜片上，点燃，每次3~5壮，每日灸治1次，疼痛停止即可。

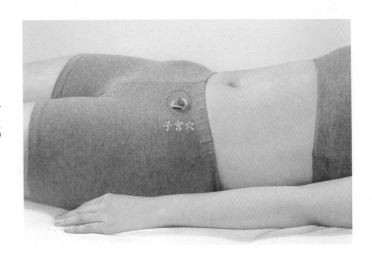

子宫穴

延伸阅读

生活调理

1. 多食用富含铁和维生素 C 的食物，富含铁的食物有动物肝脏、黑木耳、大豆等，富含维生素 C 的食物有甘蓝、草莓、猕猴桃等。
2. 饮食尽量清淡一些，忌食辛辣的食物。
3. 注意防寒保暖，尽量避免淋雨和涉水，最好不要喝冷饮，也不要游泳。

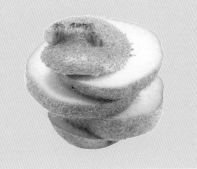

精选小妙招

橘饼茶

取橘饼 30~50 克，将橘饼切碎，放入杯中，用沸水冲泡，代茶饮用，每日 1~2 剂。此法对气滞血瘀型痛经有效。

韭菜红糖饮

将 200 克韭菜捣烂取汁，然后将烧开的红糖水兑入韭菜汁中，饮服。可以温肾助阳，散瘀活血，缓解痛经。

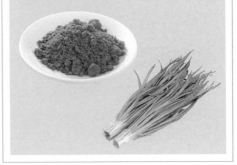

乳腺增生

病症链接

乳腺增生又叫乳腺结构不良症，它是一种由于内分泌失调所引起的乳房疾病，其特点在于乳腺组成成分，在结构、数量及组织形态上表现出异常。中医认为肝脾受损容易诱发乳腺增生。

病因

1.情志忧郁，肝气不舒，致肝气郁结，气机阻滞；思虑伤脾，脾失健运，痰浊内生，肝郁痰凝，气血瘀滞，阻于乳络而发病。

2.冲任失调，在上部可见乳房痰浊凝结而导致乳腺增生，在下部可见经水逆乱而导致月经失调。

症状表现

乳房疼痛肿胀，并出现肿块，乳头自发溢液，患者容易心烦易怒，月经失调。

艾灸特效穴

屋翳穴、肝俞穴、脾俞穴、三阴交穴。

特效穴位解析

屋翳穴

定位：位于人体胸部，位于第2肋的间隙，距离前正中线4寸。

简易取穴法：患者取仰卧位，乳头中线上第2肋骨的间隙处即是。

主治：咳嗽、哮喘、肋间神经痛、乳腺炎等。

取穴原理：散化胸部之热，为胸部提供阳气。

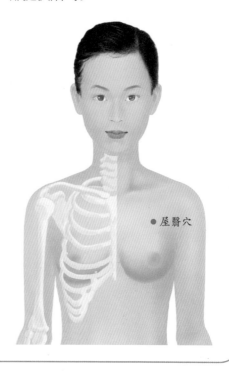

● 屋翳穴

肝俞穴

定位：位于背部，在第9胸椎棘突下，左右各旁开1.5寸。

简易取穴法：低头找到颈部后面正中的骨突，往下数9个棘突下的凹陷处，左右各旁开2指宽即是。

主治：吐血、晕眩、乳腺增生、胁痛、偏头痛、黄疸等。

取穴原理：疏肝理气，散发肝脏之热。

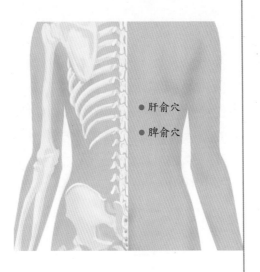

● 肝俞穴

● 脾俞穴

脾俞穴

定位：在背部，第11胸椎棘突下，左右各旁开1.5寸。

简易取穴法：采用俯卧的姿势，该穴位于人体的背部，肩胛下角横平第7胸椎棘突，从第7胸椎棘突向下数4个棘突下的凹陷处，左右各旁开2指宽处。

主治：腹胀、腹痛、呕吐、痢疾、便血、乳腺增生等。

取穴原理：散发脾胃之热。

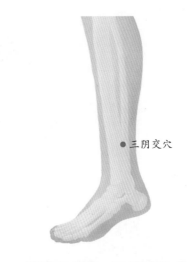

● 三阴交穴

三阴交穴

定位：在小腿内侧，当足内踝尖上3寸，胫骨内侧缘后方，左右腿各一。

简易取穴法：正坐屈膝成直角，内踝尖上3寸，胫骨内侧后缘。

主治：腹痛、腹胀、失眠、荨麻疹、妇科疾病等。

取穴原理：健脾益血，调肝补肾。

艾灸方法

艾条温和灸

1. 悬灸屋翳穴、肝俞穴，每穴每次 10～12 分钟，每日 1 次。5～7 天为一个疗程，间隔 2 日可行下一个疗程。

2. 悬灸脾俞，每次 10～12 分钟，每日 1 次。5～7 天为一个疗程，间隔 2 日可行下一个疗程。

艾炷直接灸（宜用无瘢痕灸）

艾炷直接灸三阴交，每次 10～12 分钟，每日 1 次。5～7 天为一个疗程，间隔 2 日可行下一个疗程。

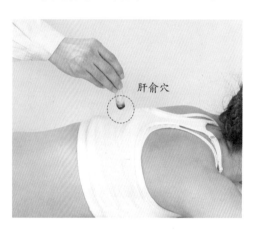

肝俞穴

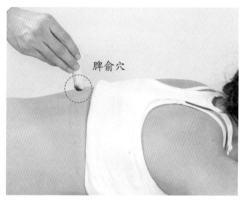

脾俞穴

延伸阅读

生活调理

1. 多吃蔬菜和水果，忌食辛辣刺激的食物及容易加重病情的发物，如带鱼、虾、芥菜等。

2. 日常生活要有规律，注意劳逸结合，保持内分泌的平衡。

3. 患者要保持心情舒畅，不要有任何心理压力。

● 精选小妙招

玫瑰酒

取玫瑰花 175 克，白酒 500 克，将玫瑰花浸在白酒中密封，一个月后开启即成。每次饮 15～20 毫升，每天 1 次，对预防乳腺增生有很好的效果。

阴道炎症

病症链接

阴道对病原体的侵入有自然防御功能，当阴道的自然防御功能遭到破坏，则病原体易于侵入而导致阴道炎症。

病因

1. 宫内节育器手术操作不严格或术后自身不注意个人卫生而引起。

2. 接受没有经过严格消毒而进行的手术，如吸宫术、子宫颈管治疗，以及消毒不严格的产科手术感染等。

3. 不注意经期卫生，月经期性交或不洁性交等。

症状表现

阴道炎患者白带可增多、颜色发黄、有腥臭味，严重时性交痛等症状也会伴随出现；感染累及尿道时，可有尿痛、尿急等症状。

艾灸特效穴

三阴交穴、带脉穴、然谷穴、横骨穴。

特效穴位解析

三阴交穴

定位：在小腿内侧，当足内踝尖上 3 寸，胫骨内侧缘后方，左右腿各一。

简易取穴法：正坐屈膝成直角，内踝尖上 3 寸，胫骨内侧后缘。

主治：腹痛、肠鸣、腹胀、泄泻、便溏等。

取穴原理：滋阴补肾，调和气血。

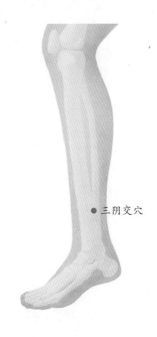

●三阴交穴

带脉穴

定位：在侧腹部，第11肋骨游离端下方垂线与脐水平线的交点上。

简易取穴法：侧卧位，于腋中线与脐横线之交点处取穴。

主治：月经不调、赤白带下、腹痛、腹胀、瘫痪、下肢无力等。

取穴原理：健脾利湿，调经止带，益肾强腰。

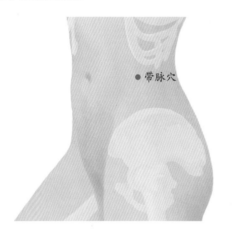

然谷穴

定位：在足内侧缘，足舟骨粗隆下方，赤白肉际处。

简易取穴法：正坐或仰卧位，在舟骨粗隆下缘凹陷处取穴。

主治：月经不调、膀胱炎、尿道炎、腹泻、小便不利、咳血、咽喉肿痛等。

取穴原理：益气固肾，清热利湿。

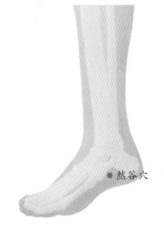

横骨穴

定位：在下腹部，脐下5寸，前正中线左右各旁开0.5寸。

简易取穴法：仰卧位，在耻骨联合上缘中点，左右各旁开0.5寸处取穴。

主治：会阴部痛、少腹痛、遗精、阳痿、遗尿、小便不通等。

取穴原理：清热除燥。

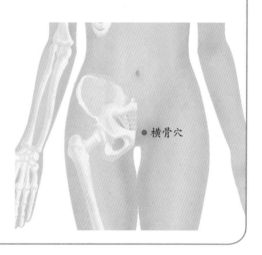

◗ 艾灸方法

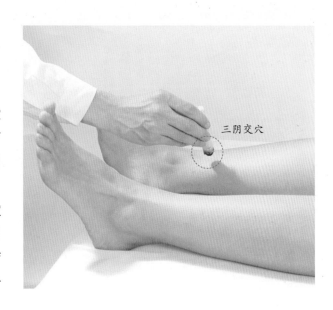

三阴交穴

艾炷温和灸（虚证）

1. 悬灸然谷，每次10～12分钟，每日1次。5～7天为一个疗程，间隔2日可行下一个疗程。
2. 悬灸三阴交、横骨，每穴每次10～12分钟，每日1次。5～7天为一个疗程，间隔2日可行下一个疗程。

艾炷直接灸（实证，宜用无瘢痕灸）

艾炷直接灸带脉，每次10～12分钟，每日1次。5～7天为一个疗程，间隔2日可行下一个疗程。

延伸阅读

生活调理

1. 保持阴部的清洁干燥，保持良好的个人卫生习惯，每天坚持清洗阴部，但避免使用碱性肥皂。
2. 要选用宽松舒适的全棉内裤，不穿不透气、紧绷的裤子。
3. 在任何场所都不要与人共用浴巾，浴巾和内裤应勤洗，手洗后在阳光下晾晒杀菌。

● 精选小妙招

大蒜汤

将大蒜去皮捣成泥，加入开水熬成汤，用大蒜汤清洗外阴，然后用清水洗净，每日2～3次。此法对外阴瘙痒和滴虫性阴道炎有疗效。

更年期综合征

▷ 病症链接

更年期是人进入中年后一种正常的生理变化，主要是因为体内激素分泌减少而出现的一系列症状。更年期不光在女性身上出现，男性也有更年期。更年期综合征患者，轻者不需治疗，利用食物调节就可获得很好的效果。

▷ 病因

1. 素体阴虚血少；或绝经前后天癸将竭，肾气渐衰，精血衰少，复加忧思失眠，营阴暗损；或房事不节，精血耗伤；或大病失血，阴血耗伤，肾阴更虚，脏腑失养，遂致更年期综合征。

2. 素体虚弱，肾阳虚衰，绝经前后肾气更虚，复加大惊卒恐，或房事不节，损伤肾气，命门火衰，脏腑失于温养，遂导致更年期综合征。

▷ 症状表现

月经紊乱，头晕头痛，阵发性潮热，胸闷恶心，心烦易怒，心悸心慌，抑郁，紧张，体重增加，失眠多虑，思想不集中，尿频尿急，腰背疼痛，生殖器官萎缩。

▷ 艾灸特效穴

归来穴、肾俞穴、太溪穴、涌泉穴、肝俞穴。

▷ 特效穴位解析

归来穴

定位：位于人体下腹部，在肚脐下4寸，前正中线左右各旁开2寸。

简易取穴法：让患者取正坐姿势，将肚脐与耻骨联合上缘中点的连线分为5等份，肚脐下4/5处左右各旁开3指宽处即是。

主治：月经不调、痛经、盆腔炎、男女生殖器官疾病等。

取穴原理：活血化瘀，调经止痛。

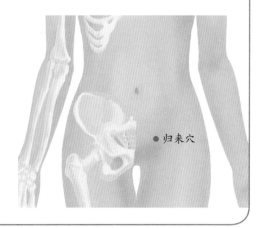

归来穴

肾俞穴

定位：在腰部，第 2 腰椎棘突下，左右各旁开 1.5 寸。

简易取穴法：取坐位，两手中指按着肚脐正中，平行移向背后，两指会合于脊柱之处为命门穴（此穴正对脐中），由此左右各旁开 2 指处即是。

主治：肾炎、肾绞痛、遗尿、尿路感染、阳痿、早泄、遗精、腰痛、哮喘、贫血、肋间神经痛、脑血管病后遗症等。

取穴原理：益肾助阳，强腰利水。

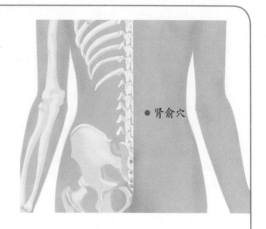

太溪穴

定位：在足内侧，内踝后方，内踝尖与跟腱之间的凹陷处。

简易取穴法：位于足内侧。取穴时，平放足底，由足内踝尖往后推至凹陷处（大约当内踝尖与跟腱间之中点）即是本穴。

主治：月经不调、遗精、阳痿、失眠、健忘、头痛、目眩、咽喉肿痛、齿痛、耳聋、咳嗽、气喘、咯血、胸痛、腰脊痛、泄泻、大便难等。

取穴原理：清热，补肾壮阳。

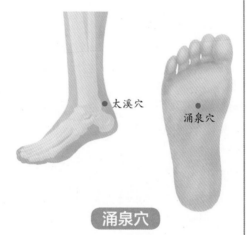

涌泉穴

定位：在人体的足底，屈足蜷趾时前脚掌最凹陷中，约当足底第 2、第 3 趾趾缝纹头端与足跟连线的前 1/3 与后 2/3 交点凹陷处。

简易取穴法：抬起脚，脚趾弯曲，前脚掌最凹陷处。

主治：头痛目眩、小儿惊风、癫痫、失眠、肾结石等。

取穴原理：开窍止厥，回阳救逆，镇痉定眩，益肾清心。

肝俞穴

定位：位于背部，在第9胸椎棘突下，左右各旁开1.5寸。

简易取穴法：低头找到颈部后面正中的骨突，往下数9个棘突下的凹陷处，左右各旁开2指宽即是。

主治：胃肠病、胸痛、腹痛、肝病、老年斑、皮肤粗糙、失眠等。

取穴原理：退热，益肝明目，通络利咽，疏肝理气，行气止痛。

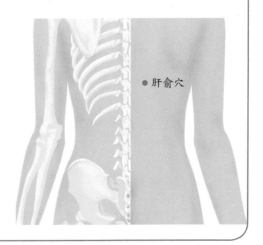
● 肝俞穴

艾灸方法

艾条温和灸

1. 悬灸归来（双侧）、肾俞，每穴每次10分钟，每日1次。5~7天为一疗程，月经前结束，每月一个疗程。肾俞选一侧穴位，隔日换另一边；归来穴每次都要两侧同灸。可以每个月行一个疗程，也可以每个季度行一个疗程。灸疗时先灸双侧归来，再灸肾俞。

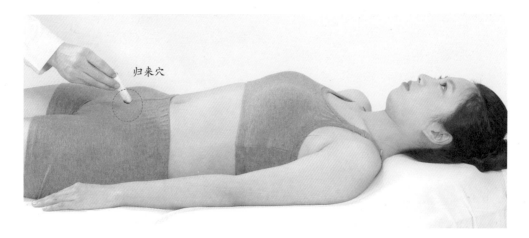
归来穴

2. 悬灸涌泉，每次 10 分钟，
   每日 1 次。5~7 天为一
   个疗程，月经前结束，每
   月一个疗程。涌泉选一侧
   穴位，隔日换另一边。

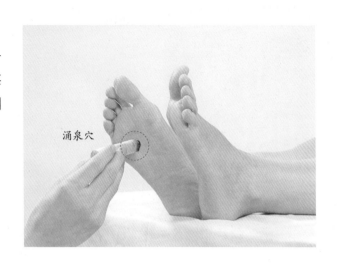

涌泉穴

艾炷隔姜灸

取姜片放在肾俞、肝俞、太溪穴上，然后将艾炷置于姜片上，点燃，每次
3~4 壮，艾炷如绿豆大或半个枣核大。每日灸 1 次，10 次为一疗程。疗程之间
间隔 2~3 日。

延伸阅读

生活调理

1. 心态要积极乐观，保持好的心情，
   正确看待更年期出现的一系列症
   状，不要产生心理负担。
2. 要加强营养的均衡摄入，保证身
   体能够得到更多的营养补充。
3. 加强身体锻炼，多做一些户外运
   动，增强体质和免疫力。
4. 多吃一些富含天然雌激素的食物，
   如大豆、豆荚、坚果、亚麻籽
   油等。

精选小妙招

地黄枣仁粥

生地黄 30 克、酸枣仁 30 克、
大米 100 克，加水煮粥。补阴清
热，适合治疗五心烦热、面热汗
出、耳鸣腰酸、烦闷易怒、口苦
尿黄、多梦便干等症。

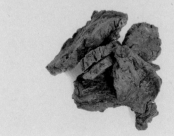

前列腺炎

病症链接

前列腺炎是指由泌尿系统感染、血行感染或淋巴系统感染等多种因素引起的前列腺炎症，是中青年男性常见的疾病之一。前列腺炎一般分为急性前列腺炎和慢性前列腺炎。急性前列腺炎往往是由细菌或细菌毒素引起的，而慢性前列腺炎可能是饮酒过度、会阴部损伤、前列腺腺体增生、房事过度等因素引起的。

病因

1. 外感湿热毒邪，内伤酒食，酿生湿热，留于精室，下注膀胱。

2. 劳累过度，房事不节，或年老久病，体弱，致脾肾亏虚。脾虚而中气不足，气虚下陷，精微下渗；肾虚而下元不固，均可导致前列腺炎。

症状表现

急性前列腺炎：尿频，尿急，尿痛，会阴部坠胀疼痛，前列腺肿胀疼痛，伴有头痛、高热、寒战、食欲不振、精神萎靡。

慢性前列腺炎：尿急，尿频，排尿有灼热感，小便后排出白色分泌物，前列腺饱满增大，患者会出现性功能障碍。

艾灸特效穴

三阴交穴、关元穴、曲骨穴、肾俞穴。

特效穴位解析

三阴交穴

定位：在小腿内侧，当足内踝尖上3寸，胫骨内侧缘后方，左右腿各一。

简易取穴法：正坐屈膝成直角，内踝尖上3寸，胫骨内侧后缘。

主治：腹痛、腹胀、失眠、荨麻疹、妇科和男科疾病等。

取穴原理：健脾益血，调肝补肾。

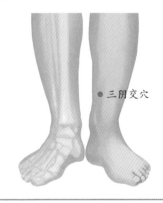

●三阴交穴

关元穴

定位：腹正中线上，脐下 3 寸。

简易取穴法：关元穴位于下腹部前正中线上，采用仰卧的姿势，从肚脐到耻骨上方画一直线，将此线 5 等分，从肚脐往下 3/5 处，即是此穴。

主治：遗尿、尿失禁、尿潴留、尿路感染、小便赤涩、遗精、阳痿、性功能减退、前列腺炎、月经不调、盆腔炎、眩晕、虚劳、腰痛、低血压、类风湿性关节炎等。

取穴原理：调补肝肾，调经止带，调理肠道，回阳固脱，强身健体。

曲骨穴

定位：在下腹部，前正中线上，耻骨联合上缘的中点处。

简易取穴法：仰卧位。由肚脐从上往下推，会触摸到一个拱形的骨头，这块骨头就是耻骨，在耻骨边缘的中点位置就是曲骨穴。

主治：月经不调、痛经、赤白带下、前列腺炎、阳痿、遗尿、遗精等。

取穴原理：调经启阳，通利下焦。

肾俞穴

定位：在腰部，第 2 腰椎棘突下，左右各旁开 1.5 寸。

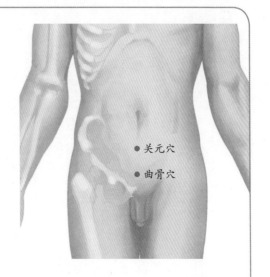

●关元穴

●曲骨穴

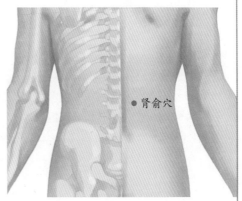

●肾俞穴

简易取穴法：取坐位，两手中指按着肚脐正中，平行移向背后，两指会合于脊柱之处为命门穴（此穴正对脐中），由此左右各旁开 2 指处即是。

主治：肾炎、肾绞痛、遗尿、前列腺炎、阳痿、早泄、遗精、腰痛、哮喘、贫血、肋间神经痛、脑血管病后遗症等。

取穴原理：益肾助阳，强腰利水。

艾灸方法

艾条温和灸

1. 悬灸曲骨、三阴交穴，每日1次，每次10~15分钟。5~7天为一个疗程，间隔2日可行下一个疗程。

2. 悬灸关元、肾俞穴，每日1次，每穴每次10~15分钟。5~7天为一个疗程，间隔2日可行下一个疗程。治疗时先灸关元，再灸曲骨，最后灸肾俞。

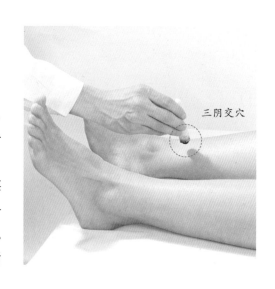

三阴交穴

艾炷直接灸（宜用无瘢痕灸）

选三阴交穴，用中艾炷或小艾炷施灸，感觉灼痛时去掉艾炷，另换一炷。每穴每次灸3~7壮，以局部皮肤红晕、无烧伤、自觉舒适为度。

延伸阅读

生活调理

1. 生活起居要有规律，保证充足的睡眠，同时性生活要有节制，房事不可过度。

2. 经常做户外运动，尤其是做一些提肛收臀的动作，这样可以促进会阴部的血液循环，促使炎症消散。

3. 饮食尽量清淡，多吃蔬菜和水果，不要吃油腻、辛辣、刺激的食物。

精选小妙招

热水袋温暖穴位

前列腺炎患者可在艾灸结束后，将温度适宜的热水袋放置在关元穴、曲骨穴、三阴交穴上，能巩固和加强艾灸效果。

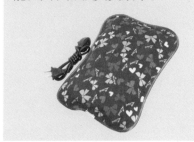

阳痿

病症链接

阳痿是指男性在性生活过程中，阴茎不能勃起、勃起不坚或坚而不久，以至于不能完成正常性生活的一种男科疾病。

病因

1. 房劳太过，或手淫，或早婚，以致精气亏虚，命门火衰，发为阳痿。

2. 忧愁思虑，饮食不调，损伤心脾，致气血亏虚，宗筋失养，而成阳痿。

3. 大惊卒恐，惊则气乱，恐则伤肾、气下，渐至阳道不振，举而不坚，导致阳痿。

4. 情志不遂，忧思郁怒，肝失疏泄条达，不能疏通气血而畅达前阴，则宗筋所聚无能，而成阳痿。

5. 过食肥甘厚腻，生湿蕴热，湿热下注，则宗筋弛缓，阳事不兴，导致阳痿。

症状表现

阴茎勃起困难，性冲动不强，性交中途疲软，阴茎萎缩，腰酸足轻，面色苍白，食欲不振，精神萎靡，畏寒怕冷。

艾灸特效穴

命门穴、肾俞穴、关元穴、三阴交穴。

特效穴位解析

命门穴

定位：人体腰部，在第 2 腰椎棘突下凹陷中，后正中线上。

简易取穴法：取坐位，两手中指按着肚脐正中，平行移向背后，两指会合于脊柱之处即为该穴。

主治：腰痛、精力减退、惊恐、阳痿、遗精等。

取穴原理：接续督脉气血。

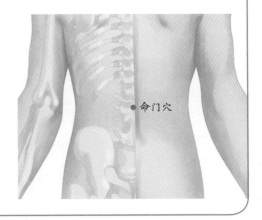

● 命门穴

肾俞穴

定位：在腰部，第2腰椎棘突下，左右各旁开1.5寸。

简易取穴法：取坐位，两手中指按着肚脐正中，平行移向背后，两指会合于脊柱之处为命门穴（此穴正对脐中），由此左右各旁开2指处即是。

主治：遗尿、遗精、阳痿、耳鸣、腰痛等。

取穴原理：外散肾脏之热。

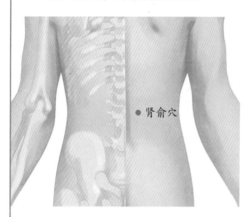

●肾俞穴

关元穴

定位：位于人体的下腹部，前正中线上，在肚脐下3寸。

简易取穴法：采用仰卧姿势，肚脐正下方4指宽处即是。

主治：虚喘、肾虚、痛经、糖尿病、排尿不顺等。

取穴原理：固本培元，补益下焦。

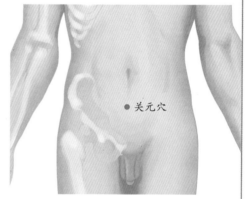

●关元穴

三阴交穴

定位：在小腿内侧，当足内踝尖上3寸，胫骨内侧缘后方，左右腿各一。

简易取穴法：取正坐位，屈膝成直角，内踝尖上3寸，胫骨内侧后缘。

主治：腹痛、腹胀、失眠、阳痿、妇科疾病等。

取穴原理：健脾益血，调肝补肾。

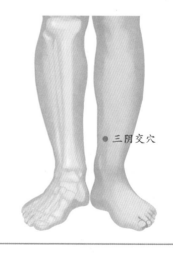

●三阴交穴

◗ 艾灸方法

艾条温和灸

1. 悬灸命门，每次10~15分钟，每日1次。3~5天为一个疗程，每月1~2个疗程。

2. 悬灸肾俞穴，每次10~15分钟，每日1次。3~5天为一个疗程，每月1~2个疗程。

艾炷直接灸（宜用无瘢痕灸）

选三阴交、关元穴，用中艾炷或小艾炷施灸，感觉灼痛时去掉艾炷，另换一炷。每穴每次灸7~14壮，以局部皮肤红晕、无烧伤、自觉舒适为度。

延伸阅读

生活调理

1. 在性生活中，要消除紧张心理，树立自信心。

2. 培养良好的生活习惯，注意日常的饮食起居，注意劳逸结合，同时要节制性欲。

3. 适当食用一些滋补壮阳的食物，比如羊肉、核桃等。

4. 忌食辛辣刺激的食物，要戒烟戒酒。

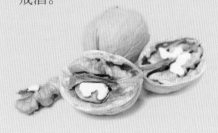

◗ 精选小妙招

丹参肉苁蓉酒

取丹参60克，肉苁蓉20克，红花15克，用白酒500克浸泡，每天饮用一至两杯即可。此方有助于补虚、活血助阳，可治疗阳痿。

葱白肉桂热敷

带须大葱白3根，洗净后捣烂，加入肉桂末5克，炒热后用薄白棉布包好，热敷关元、肾俞两个穴位，每天1次，以不烫伤皮肤为度。

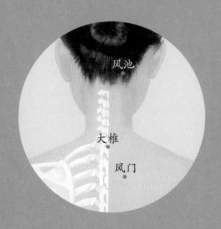

风池

大椎

风门

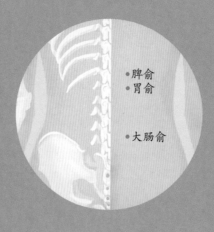

脾俞
胃俞

大肠俞

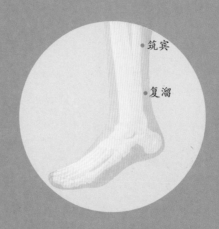

筑宾

复溜

第 8 章

瘦身防皱祛斑，

艾灸美容养颜

现代女性将美容护肤作为日常生活的必修课，很多女性每年将大把钱扔在美容院里，以期扮靓容颜，然而很多时候事与愿违。医学研究表明，艾灸对于美容护肤有不错的作用，且没有副作用。所以，与其将时间和精力花在美容院，不如在家做艾灸，既轻松，又省钱，还有效。

肥胖

病症链接

肥胖是因过量的脂肪储存，使体重超标部分超过正常标准20％以上的营养过剩性疾病。俗话说，腰围长一寸，寿命短一截，由此可见肥胖的危害。肥胖会引发高血脂、高血压、冠心病、脑血栓、糖尿病等多种疾病。根据体重指数（BMI），即［体重（千克）/身高（米）的平方］衡量体重是否超标，体重指数超过24即为肥胖。

症状表现

轻度肥胖：身体微微发胖，体重稍微超过标准，身体症状不明显。

中度肥胖：身体发胖，体重超过了标准，患者通常畏热多汗，容易疲劳，呼吸短促，容易出现心悸、腹胀、下肢浮肿等症状。

重度肥胖：身体严重发胖，体重明显超出正常水平，患者出现胸闷气促和嗜睡的症状。

艾灸特效穴

天枢穴、关元穴、三阴交穴、丰隆穴。

特效穴位解析

天枢穴

定位：位于人体上腹部，肚脐正中左右各旁开2寸。

简易取穴法：采取正坐姿势，肚脐正中左右各旁开3指宽即是。

主治：腹泻、消化不良、便秘、肠麻痹等。

取穴原理：助气血上输大肠经。

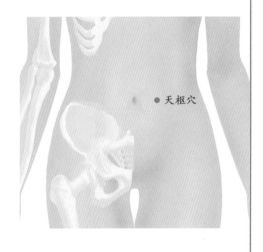

● 天枢穴

关元穴

定位：在腹正中线上，脐下3寸处。

简易取穴法：关元穴位于下腹部前正中线上，采用仰卧的姿势，从肚脐到耻骨上方画一直线，将此线5等分，从肚脐往下3/5处，即是此穴。

主治：小肠病、虚喘、肾虚、痛经、糖尿病、排尿不顺等。

取穴原理：固本培元，补益下焦。

三阴交穴

定位：在小腿内侧，当足内踝尖上3寸，胫骨内侧缘后方，左右腿各一。

简易取穴法：正坐屈膝成直角，内踝尖上3寸，胫骨内侧后缘。

主治：腹痛、肠鸣、腹胀、泄泻、便溏等。

取穴原理：滋阴补肾，疏肝理气，健脾利湿，调和气血，通经活络。

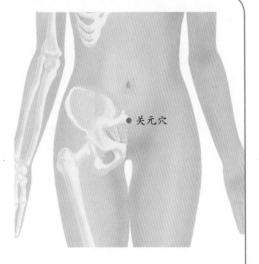

● 关元穴

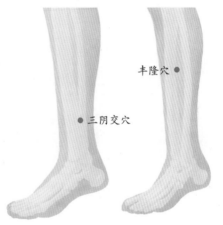

丰隆穴 ●

● 三阴交穴

丰隆穴

定位：在小腿前外侧，外踝尖上8寸，距胫骨前缘2横指（中指）。

简易取穴法：从腿的外侧找到膝眼和外踝，连成一条直线，然后取这条线的中点，接下来找到腿上的胫骨，胫骨前缘外侧1.5寸，大约2指的宽度，和刚才那个中点平齐，此处就是丰隆穴。

主治：头痛、呃逆、高血压、神经衰弱、精神分裂症、支气管炎、肥胖症等。

取穴原理：健脾化湿，和胃降逆。

◗ 艾灸方法

艾条温和灸

1. 悬灸天枢穴，每次 10～20 分钟。隔日 1 次，10 次为一个疗程。感觉以温热为度。建议每月一个疗程，连续治疗 6 个月。
2. 悬灸丰隆、三阴交，每穴每次 10～20 分钟。隔日 1 次，10 次为一个疗程。

艾炷隔姜灸

取姜片放在三阴交穴、关元穴上，然后将艾炷置于姜片上，点燃，两穴先后顺序不限，每次 3 壮，每日灸治 1 次，10 次为一疗程。疗程之间间隔 3～5 日。

延伸阅读

生活调理

1. 每天要控制好总热量的摄入，不吃高脂肪的食物，多吃蔬菜、水果和其他低脂肪食物。
2. 适当减少饮食，经常锻炼身体，促进身体的新陈代谢。
3. 培养科学合理的生活习惯，饮食要有规律，最好不要在临睡前吃东西。

● 精选小妙招

拌黄瓜

患者取嫩黄瓜 300 克，洗净后切成薄片放入碗中，然后往里面加入适量的醋、白糖，搅拌均匀后浇上麻油即可。每天食用这道醋黄瓜能够有效治疗肥胖症。

黄褐斑

◗ 病症链接

黄褐斑又称肝斑、蝴蝶斑，属于色素障碍性皮肤病。女性有黄褐斑者多伴有月经紊乱、经前乳胀，或其他妇科慢性病症。男性黄褐斑患者多伴有阳痿、早泄、胃肠功能紊乱等。

◗ 症状表现

色斑呈对称性分布，在面颊部形成蝴蝶状，也有遍及前额、颧部、鼻、口周围的。淡褐色或褐色斑边缘一般很清楚，邻近斑块趋向融合，无任何主观上的不适感。

◗ 艾灸特效穴

颊车穴、下关穴、印堂穴、曲池穴。

◗ 特效穴位解析

颊车穴

定位：在面颊部，下颌角前上方约 1 横指（中指），当咀嚼时咬肌隆起，按之凹陷处。

简易取穴法：正坐或侧伏，开口取穴，在下颌角前上方 1 横指凹陷中。如上下齿用力咬紧，在隆起的咬肌高点处取穴。

主治：牙髓炎、牙周炎、下颌关节炎、咬肌痉挛、面神经麻痹、三叉神经痛、脑血管病后遗症、甲状腺肿等。

取穴原理：祛风清热，开关通络。

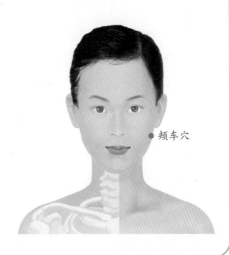

颊车穴

下关穴

定位：在面部，颧弓下缘中央与下颌切迹之间凹陷中。

简易取穴法：采用正坐或仰卧、仰靠的姿势，下关穴位于头部侧面，耳前方1横指，颧弓下陷处，张口时隆起，闭口取穴。

主治：耳聋、耳鸣、牙痛、口眼歪斜、面痛、三叉神经痛、面神经麻痹、下颌疼痛、牙关紧闭、张嘴困难等。

取穴原理：消肿止痛，益气聪耳，通关利窍。

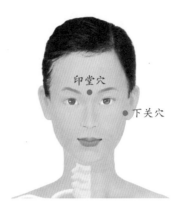

印堂穴
下关穴

印堂穴

定位：在额部，当两眉头中间。

简易取穴法：两眉头连线的中点，稍稍向上一点的凹陷处即是印堂穴。

主治：头痛、眩晕、鼻炎、失眠、面神经麻痹、三叉神经痛、高血压、神经衰弱等。

取穴原理：具有改善脑部血液循环、活化脑细胞、增强记忆力的作用。

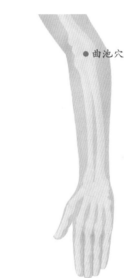

曲池穴

曲池穴

定位：在肘区，尺泽与肱骨外上髁连线中点。

简易取穴法：肱二头肌肌腱桡侧的肘横纹上为尺泽穴，屈肘，肘外侧骨头尖即为肱骨外上髁，尺泽与肱骨外上髁连线中点即是该穴。

主治：咽喉肿痛、牙痛、目赤痛、瘰疬、瘾疹、上肢不遂、手臂肿痛、腹痛吐泻、高血压等。

取穴原理：调理胃肠，固卫解表。

艾灸方法

艾条温和灸

1. 悬灸印堂。每次 10～15 分钟，以局部温热、皮肤潮红为度，每日或隔日 1 次。30 次为一个疗程。
2. 悬灸颊车。每次 10～15 分钟，以局部温热、皮肤潮红为度，每日或隔日 1 次。30 次为一个疗程。

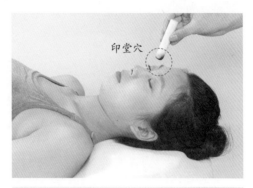

印堂穴

艾炷隔姜灸

取姜片放在下关、曲池穴上，然后将艾炷置于姜片上，点燃，每次 3～4 壮，艾炷如绿豆大或半个枣核大。每日或隔日灸治 1 次，30 次为一疗程。疗程之间间隔 1 日。

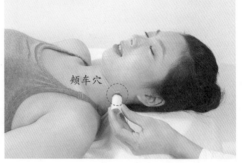

颊车穴

延伸阅读

生活调理

1. 适当地补充水分，充足的水分可维持肌肤的新陈代谢，加速祛斑的过程。
2. 无论室内室外，一年四季都应该做好防晒，减少黑色素生成。
3. 多吃富含维生素 C 和维生素 A 的食物，如猕猴桃、草莓、苹果、黄瓜、番茄等。

精选小妙招

丝瓜粉面膜

鲜丝瓜 1000 克，晒干，研为细末，每晚用水调匀后涂面，次日早晨用温水洗去。长期使用，可使皮肤细腻白皙。

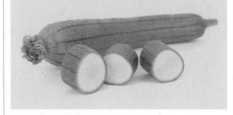

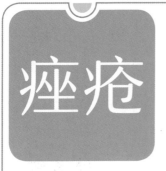

痤疮

病症链接

痤疮又称"青春痘""粉刺"，是由于毛囊及皮脂腺阻塞、发炎所引发的一种慢性炎症性皮肤病。通常好发于面部、颈部、胸背部、肩膀。青春期多见，但也不完全受年龄的限制，从儿童到成人，几乎所有年龄段的人都可能发病。

病因

1. 素体阳盛导致肺热、血热。

2. 平时过食辛辣肥甘，致湿热内生而发。

3. 脾虚不运，聚湿成痰，湿郁化热，湿热阻滞经络，留滞肌肤所致。

症状表现

表现为面部、颈部、胸背部、肩膀和上臂长痘。初起时常表现为粉刺，有白色粉刺和黑色粉刺两种形式；进一步发展可成为炎症性丘疹、脓疱、囊肿和瘢痕。

艾灸特效穴

尺泽穴、梁门穴、肺俞穴、胃俞穴、三阴交穴。

特效穴位解析

尺泽穴

定位：在肘横纹中，肱二头肌肌腱桡侧凹陷处。

简易取穴法：取穴时先将手臂弯曲，在手臂内侧中央处有粗腱，粗腱的外侧肘横纹上即是。

主治：喉咙疼痛、感冒、哮喘、肘部疼痛、手臂疼痛、心悸等。

取穴原理：清热和胃，通络止痛。

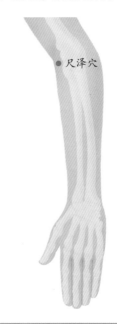

●尺泽穴

梁门穴

定位： 脐上 4 寸，前正中线左右各旁开 2 寸。

简易取穴法： 在上腹部，两侧肋骨下缘相交处为中庭穴，中庭穴与肚脐连线中点为中脘穴，中脘穴左右各旁开 2 寸。

主治： 食欲不振、胃痛、呕吐、胃炎、胃或十二指肠溃疡、胃下垂、胃神经官能症等胃疾。

取穴原理： 消食导滞。

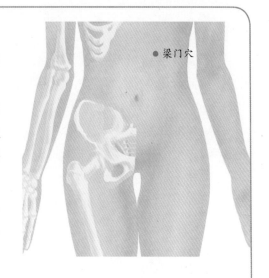

肺俞穴

定位： 在背部，第 3 胸椎棘突下，左右各旁开 1.5 寸。

简易取穴法： 正坐，腰部伸直，颈部尽量下俯，以使背部平坦，椎体棘突外凸明显。从大椎穴向下数 3 个棘突下的凹陷中，左右各旁开 2 指宽处即是。

主治： 肺经及呼吸道疾病，如肺炎、支气管炎、肺结核等。

取穴原理： 解表宣肺，清热理气。

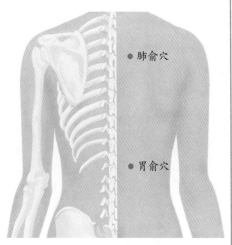

肩胛骨下角平第 7 胸椎棘突，从第 7 胸椎棘突向下数 5 个棘突下的凹陷中，左右各旁开 2 指宽处，即为胃俞穴。

主治： 胃炎、胃溃疡、胃下垂、胃痉挛、肠炎、失眠等。

取穴原理： 和胃健脾，理中降逆。

胃俞穴

定位： 在背部，第 12 胸椎棘突下，左右各旁开 1.5 寸。

简易取穴法： 第 12 胸椎棘突下，

三阴交穴

定位：在小腿内侧，当足内踝尖上 3 寸，胫骨内侧缘后方，左右腿各一。

简易取穴法：正坐屈膝成直角，内踝尖上 3 寸，胫骨内侧后缘。

主治：腹痛、肠鸣、腹胀、泄泻、便溏等。

取穴原理：滋阴补肾，疏肝理气，健脾利湿，调和气血，通经活络。

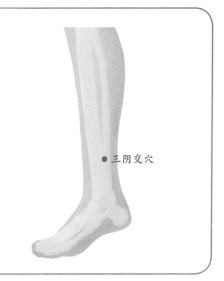

三阴交穴

艾灸方法

艾条温和灸

1. 悬灸尺泽穴。每次 10～20 分钟，每日 1 次。5～7 天为一个疗程，间隔 2 日可行下一个疗程。

2. 悬灸梁门、三阴交穴。每穴每次 10～20 分钟，每日 1 次。5～7 天为一个疗程，间隔 2 日可行下一个疗程。

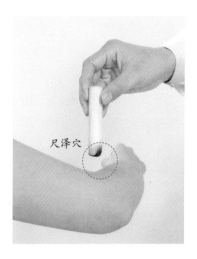

尺泽穴

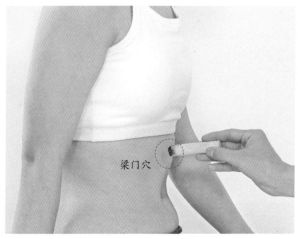

梁门穴

艾条雀啄灸

取尺泽、肺俞、胃俞，将艾条的一端点燃，对准穴位像鸟雀啄食一样，一上一下地施灸。灸条距离皮肤 0.5～1 厘米，按先灸头部穴位再灸背部穴位的顺序施灸，每穴 10～15 分钟，灸到局部温热为止。每日 1 次，10 天为一个疗程，间隔3～5 日可进行下一疗程。

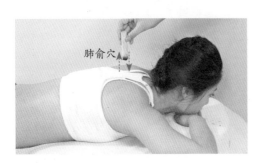

肺俞穴

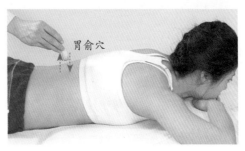

胃俞穴

延伸阅读

生活调理

1. 饮食清淡。不要吃辛辣、刺激的食物，不要吃油炸、烧烤和容易上火的热性食物，少吃甜食。

2. 多吃蔬果。多吃含维生素 C 丰富的食物，如番茄、猕猴桃等，可以抑制痤疮的形成。

3. 充足睡眠。人在睡眠状态下，皮肤细胞才会加快新陈代谢，同时进行自我修复。

4. 注意美白。用美白霜、面膜等可以美白的化妆品、护肤品淡化印痕。

5. 养成良好的生活习惯。最好不吸烟，不喝酒，不饮浓茶等，少晒太阳，避免风沙。

● **精选小妙招**

白菜叶敷脸

将新鲜大白菜叶洗净，用瓶子或刀背轻轻碾压 10 分钟左右，直到叶片呈网糊状但不断开；然后将脸洗净，把菜叶贴在脸上，每 10 分钟更换 1 张，连换 3 张。每天做 1 次。有治疗痤疮和嫩白皮肤的功效。

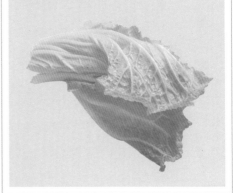

面部皱纹

病症链接

随着岁月的流逝，皱纹已经爬上了你的面庞。没有谁会希望自己变老，但它是生命的一个必然的过程。虽然衰老不可避免，但是我们可以延缓它的到来。

症状表现

皮肤松弛发皱，特别是额及眼角。一般来说，首先额部出现皱纹，接着是法令纹和眼角的鱼尾纹。皱纹是一种皮肤老化现象，是由于皮肤的皮下脂肪和水分减少，真皮失去滋养，皮肤强度和弹性降低，皮肤活力减弱，表皮下陷所致。

艾灸特效穴

合谷穴、百会穴、肾俞穴、神阙穴。

特效穴位解析

合谷穴

定位：在手背，第1、第2掌骨间，第2掌骨桡侧的中点处。

简易取穴法：一手拇指、食指两指张开，以另一手的拇指第1个关节横纹正对该手的虎口边，拇指按下，指尖所指处就是合谷穴。

主治：齿痛、手腕及臂部疼痛、口眼歪斜、感冒发热等症。

取穴原理：疏风解表，通络镇痛。

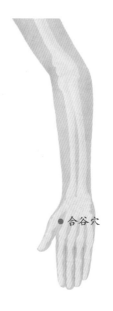

●合谷穴

百会穴

定位：在头部，前发际正中直上5寸。

简易取穴法：将耳郭折叠向前，找到耳尖。经两耳尖连成一线，与头部正中线的交点处，即为百会穴。

主治：头痛、眩晕、耳鸣、耳聋、目不能视、鼻塞、鼻出血。

取穴原理：镇痛止晕，清热开窍，健脑宁神，安神定志，升阳举陷。

肾俞穴

定位：在腰部，第2腰椎棘突下，左右各旁开1.5寸。

简易取穴法：取坐位，两手中指按着肚脐正中，平行移向背后，两指会合于脊柱之处为命门穴（此穴正对脐中），由此左右各旁开2指处即是。

主治：肾炎、肾绞痛、遗尿、尿路感染、阳痿、早泄、遗精、腰痛、哮喘、贫血、肋间神经痛、脑血管病后遗症等。

取穴原理：益肾助阳，强腰利水。

神阙穴

定位：位于肚脐正中处。

简易取穴法：取坐位，找到肚脐，肚脐的中央即是。

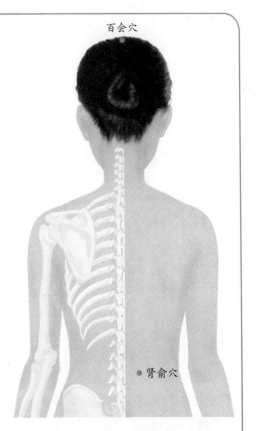

百会穴

肾俞穴

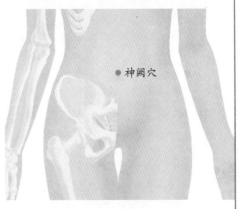

神阙穴

主治：腹痛、泄泻、脱肛、水肿、虚脱。

取穴原理：温阳益气，补肾健脾。

▶ 艾灸方法

艾条温和灸

1. 悬灸百会。每次 10 分钟，每日或隔日 1 次。30 次为一个疗程。
2. 悬灸肾俞。每次 10 分钟，每日或隔日 1 次。30 次为一个疗程。
3. 悬灸合谷。每次 10 分钟，每日或隔日 1 次。30 次为一个疗程。

艾炷隔姜灸

取姜片放在神阙穴上，然后将艾炷置于姜片上，点燃，每次 3~5 壮，每日灸治 1 次，30 次为一疗程。疗程之间间隔 1 日。

延伸阅读

生活调理

1. 日常补水。日常除了饮用适量的水外，还应该经常给皮肤表面使用一些保湿水和乳液。
2. 补充蛋白质。可以适当地吃一些猪蹄、银耳等帮助补充胶原蛋白和弹性蛋白的食物。
3. 保证充足和良好的睡眠。
4. 多吃蔬果。多吃富含维生素 C 和维生素 A 的食物，如猕猴桃、草莓、苹果、黄瓜、番茄等。

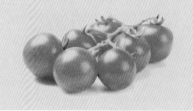

▶ 精选小妙招

葡萄柚面膜

自制去皱面膜。将葡萄柚果肉捣碎，加入蜂蜜，敷于面部细纹处，10 分钟后洗去。持续使用可有明显的去皱功效。

红枣枸杞茶

红枣 6 枚、枸杞子 5 克用清水洗净，一起放入锅中，加适量清水，大火煮沸后关火闷 5 分钟，然后再用大火煮沸即可饮用。可以调和气血、祛除面部皱纹。

肤色黯黑

▶ 病症链接

皱纹不只是见证变老的唯一证据。肌肤变黑也和皮肤的老化紧密相关。皮肤发暗，肌肤粗糙、松弛、有小皱纹，这些都是皮肤初期老化的重要征兆，要及早进行护理才是硬道理。

▶ 症状表现

皮肤变得干燥、松弛、发暗、粗糙，没有光泽，有小皱纹，没有弹性。

▶ 艾灸特效穴

心俞穴、肝俞穴、内关穴、三阴交穴。

▶ 特效穴位解析

心俞穴

定位：在背部，第5胸椎棘突下，左右各旁开1.5寸。

简易取穴法：位于人体的背部，采取正坐姿势，从大椎穴向下数5个棘突下的凹陷中，左右各旁开2指宽处。

主治：心经及循环系统疾病、心痛、惊悸、咳嗽、吐血、失眠、健忘、盗汗、梦遗、癫痫、胸痛、晕车、头痛、恶心想吐、神经官能症等。

取穴原理：宽胸理气，通络安神。

肝俞穴

定位：位于背部，在第9胸椎棘突下，左右各旁开1.5寸。

简易取穴法：低头找到脖子后面正中最高的骨突，往下数9个棘突下的凹陷处，左右各旁开2指宽即是。

主治：胃肠病、胸痛、腹痛、肝病、老年斑、皮肤粗糙、失眠等。

取穴原理：退热，益肝明目，通络利咽，疏肝理气，行气止痛。

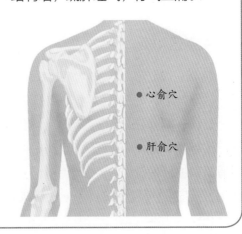

● 心俞穴

● 肝俞穴

内关穴

定位：在前臂掌侧，腕掌侧横纹上 2 寸，掌长肌腱与桡侧腕屈肌腱之间。

简易取穴法：取正坐仰掌的姿势，在离手腕第 1 横纹上 2 寸的两条筋之间的凹陷处即是（掌长肌腱与桡侧腕屈肌腱之间）。

主治：对治疗抑郁导致的失眠、焦虑、健忘等症状尤其有效。

取穴原理：疏导水湿，宁心安神，理气镇痛。

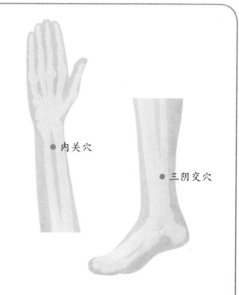

三阴交穴

定位：在小腿内侧，当足内踝尖上 3 寸，胫骨内侧缘后方，左右腿各一。

简易取穴法：正坐屈膝成直角，内踝尖上 3 寸，胫骨内侧后缘。

主治：腹痛、肠鸣、腹胀、泄泻、便溏等。

取穴原理：滋阴补肾，疏肝理气，健脾利湿，调和气血，通经活络。

▶ 艾灸方法

艾条温和灸

悬灸三阴交、肝俞。每穴每次 10~20 分钟，每日 1 次。5~7 天为一个疗程，间隔 2 日可行下一个疗程。治疗过程中，先灸三阴交，再灸肝俞。一般需要连续进行 2~3 个疗程。症状消失或明显改善后，继续一个疗程即可停止。

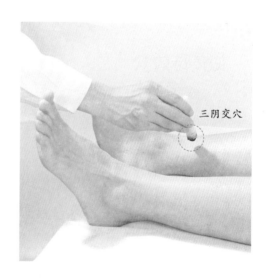

艾条雀啄灸

取三阴交、肝俞、心俞、内关穴，将艾条的一端点燃，对准穴位后像鸟雀啄食一样，一上一下地施灸。灸条距离皮肤 0.5～1 厘米，每穴 10～15 分钟，灸到局部温热为止。每日 1 次，10 天为一个疗程，间隔 3～5 日可进行下一疗程。

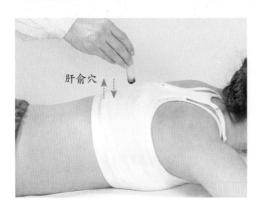

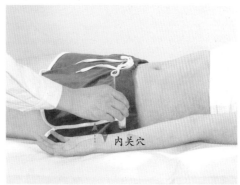

延伸阅读

生活调理

1. 每天喝 8 杯水。清早起床后喝 1 杯白开水，可以清肠胃。

2. 每天排 1 次大便。坚持良好的排便习惯，必要时可吃香蕉调理。

3. 每天坚持做好防晒和抗辐射工作。辐射和紫外线是肤色黯黑的最大诱因，即使在室内也要注意。

4. 尽量地多补充维生素。维生素 C 能够抑制色素沉着，排除肌肤组织中的毒素；维生素 E 能抵御自由基侵害肌肤，净化肌肤中的血液；维生素 A 可以改善肤质和肤色。补充维生素，应尽量从食物中摄取。

精选小妙招

牛奶洗面

每天用牛奶洗面。牛奶有美白嫩滑的作用，很多人用其洗面后，脸部肌肤立即变得顺滑。牛奶洗面时，可先用洁面乳清洗污垢，然后再用牛奶洗面。

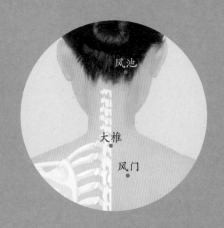

风池

大椎

风门

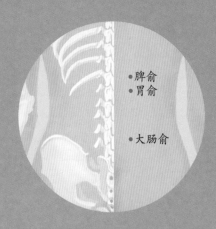

脾俞
胃俞

大肠俞

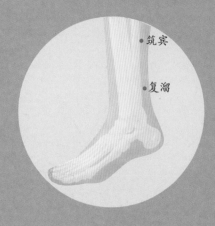

筑宾

复溜

第 9 章

调理亚健康，

灸去不适身体棒

亚健康，主要是由于生活压力大、不良生活习惯和精神情绪等原因造成的。长期的亚健康状态，会严重影响人的健康，还容易引发各种疾病。亚健康看似复杂，艾灸却能轻松搞定它。在家常做艾灸，能够缓解不良情绪，放松心情，恢复身心健康，远离疾病的困扰。

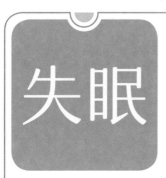

失眠

病症链接

失眠，指无法入睡或无法保持睡眠状态，导致睡眠不足，又称入睡和维持睡眠障碍，包括各种原因引起的入睡困难、睡眠深度不足或频度过短（浅睡性失眠）、早醒，以及睡眠时间不足或质量差等。

病因

1.情绪不佳，肝气郁结，肝郁化火，邪火扰动心神，心神不安而致无法安眠。

2.饮食不节，脾胃受损，酿生痰热，胃气失和，进而导致睡眠不安。

3.久病血虚，产后失血，年迈血少，引起心血不足，心失所养，心神不安而睡眠不安。

4.体质较差，房劳过度，肾阴耗伤，心火独亢，心肾失交；或肝肾阴虚，肝阳偏亢，火盛神动，而致神志不宁，无法安眠。

症状表现

白天精神萎靡，注意力不集中，食欲不佳，一些人同时兼有耳鸣、健忘、头部昏胀沉重、烦躁易怒等症状。经常失眠，又容易引起心理失衡，加重患者的病情。

艾灸特效穴

神门穴、百会穴、肾俞穴、三阴交穴。

特效穴位解析

神门穴

定位：在腕部，腕掌侧远端横纹尺侧，尺侧腕屈肌腱的桡侧凹陷处。

简易取穴法：仰掌，找到腕掌侧最靠近小指的肌腱，此肌腱靠近拇指侧与腕掌侧远端横纹交点处的凹陷即为该穴。

主治：心脏病、心烦、惊悸、怔忡、健忘、失眠、癫狂、胸胁痛等。

取穴原理：补益心气，安定心神。

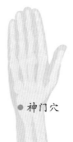

●神门穴

百会穴

定位：在头部，前发际正中直上5寸。

简易取穴法：将耳郭折叠向前，找到耳尖。经两耳尖连成一线，与头部正中线的交点处，即为百会穴。

主治：头痛、眩晕、耳鸣、耳聋、目不能视、鼻塞、鼻出血。

取穴原理：镇痛止晕，清热开窍，健脑宁神，安神定志，升阳举陷。

肾俞穴

定位：在腰部，第2腰椎棘突下，左右各旁开1.5寸。

简易取穴法：取坐位，两手中指按着肚脐正中，平行移向背后，两指会合于脊柱之处为命门穴（此穴正对脐中），由此左右各旁开2指处即是。

主治：肾炎、肾绞痛、遗尿、尿路感染、阳痿、早泄、遗精、腰痛、失眠等。

取穴原理：益肾助阳，强腰利水。

三阴交穴

定位：小腿内侧，当足内踝尖上3寸，胫骨内侧缘后方，左右腿各一。

简易取穴法：正坐屈膝成直角，内踝尖上3寸，胫骨内侧后缘。

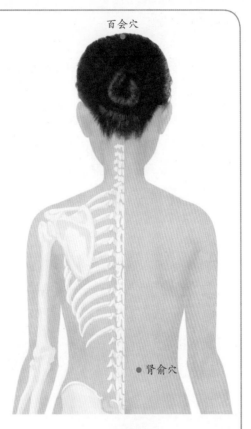

百会穴

肾俞穴

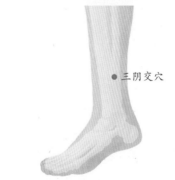

三阴交穴

主治：腹痛、肠鸣、腹胀、泄泻、便溏等。

取穴原理：滋阴补肾，疏肝理气，健脾利湿，调和气血，通经活络。

▶ 艾灸方法

艾条温和灸（失眠伴有头晕、耳鸣者）

悬灸神门，每次 10～20 分钟，每日睡前 1 次。5～7 天为一个疗程，间隔 2 日可进行下一个疗程。

艾炷隔姜灸

取神门、三阴交穴，按照先上后下的顺序。选择老姜，切成 0.3 厘米厚的薄片，在其上扎小孔，每次每穴灸 5～7 壮，艾炷如半粒枣核大，7 次为一疗程，每次间隔 3～5 天。

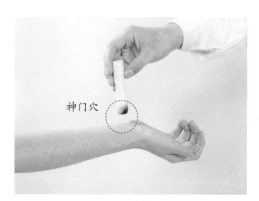

神门穴

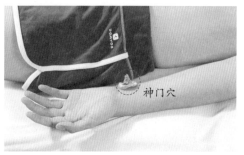

神门穴

延伸阅读

生活调理

1. 保持心情舒畅，参加适当的体育锻炼。
2. 晚上饮食不宜过饱。
3. 困了再上床。若躺下后半小时仍无法入睡，可起身做些轻松、单调的事情，如看电视、看闲书等，待睡意来时再躺下。
4. 早晨起床后，迎着太阳活动 30 分钟，可调整体内的生物钟。
5. 每日早晚梳头时用梳子按摩头皮，可改善脑神经的生理功能。

● 精选小妙招

弹击后脑勺

上床后，仰卧闭目，左掌掩左耳，右掌掩右耳，用指头弹击后脑勺，可听到呼呼的响声。弹击 50～100 次或自觉微累为止。停止弹击后，头慢慢靠近睡枕，两手自然安放于身体两侧，便会很快入睡了。这是中医所说的"鸣天鼓"，有镇静作用，还可治疗耳鸣。

食欲不振

病症链接

食欲不振是指进食的欲望偏低，中医称为"恶食""厌食"，一些严重食欲不振的患者一见到食物就会呕吐恶心。一般而言，食欲与脾、胃、肠、肝的功能密切相关，这些脏腑的功能失调就会导致积食不化、恶心呕吐、食欲不振的症状。

病因

1. 食欲减退可由多种功能性障碍或器质性病变而引起，如恶心、呕吐、腹痛、胃肠道炎症、胆道或胰腺病。

2. 忧郁、生气、沮丧等不良情绪也可引起食欲减退。

症状表现

身体疲劳，四肢无力，精神不振，容易犯困，恶心呕吐，无饥饿感。

艾灸特效穴

大椎穴、中脘穴、天枢穴、太冲穴、足三里穴。

特效穴位解析

大椎穴

定位：在后正中线上，第 7 颈椎棘突下凹陷中。

简易取穴法：低头，在后颈部最高的骨性隆起处，其下凹陷处即为大椎穴。

主治：落枕、颈椎病、肩背腰脊强痛、感冒、热病、恶寒发热、疟疾、中暑、咳嗽、喘逆、咽喉肿痛、自汗、盗汗、高血压等。

取穴原理：固表屏风。

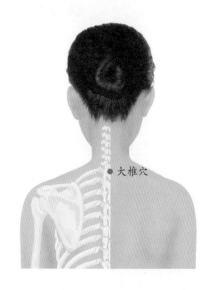

● 大椎穴

中脘穴

定位：脐中上 4 寸，前正中线上。

简易取穴法：在上腹部，两侧肋骨下缘相交处为中庭穴，中庭穴与肚脐连线中点即为此穴。

主治：胃痛、腹痛、腹胀、反胃、恶心、呕吐、泛酸、食欲不振及泄泻等消化系统的功能紊乱。

取穴原理：健脾益胃，培补后天。

天枢穴

定位：在腹中部，距脐中左右各 2 寸。

简易取穴法：采用仰卧姿势，天枢穴位于人体中腹部，在肚脐中间，往两侧量 3 指即是。

主治：便秘、腹胀、腹泻、腹水、消化不良、恶心欲吐等症。

取穴原理：健脾和胃，通调肠腑。

太冲穴

定位：在足背侧，当第 1、第 2 跖骨间的后方凹陷处。

简易取穴法：取穴时，用手指沿第 1、第 2 趾夹缝向上移压，压至能感觉到动脉搏动处即是。

主治：头痛、眩晕、咽痛嗌干。

取穴原理：疏肝理气。

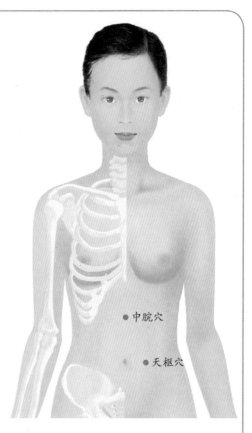

● 中脘穴

● 天枢穴

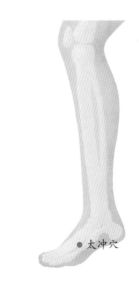

● 太冲穴

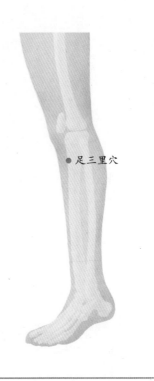

足三里穴

定位： 在小腿前外侧，当犊鼻下 3 寸，距胫骨前缘外侧 1 横指。

简易取穴法： 髌骨下缘，髌韧带外侧凹陷就是外膝眼，从外膝眼直下 4 横指，胫骨前缘外侧 1 横指处，这个交叉点即是。

主治： 胃痛、呕吐、腹胀、肠鸣、消化不良、急慢性胃肠炎、十二指肠溃疡、胃下垂、泄泻、便秘、痢疾、脚气、水肿、下肢不遂、心悸、气短、高血压、高脂血症、冠心病、心绞痛、风湿热、支气管炎、支气管哮喘、休克、失眠等。

取穴原理： 健脾益胃，促进消化吸收，强壮身体，改善人的免疫功能，并对肠胃、心血管系统等有良好的调节作用。

•足三里穴

艾灸方法

艾条温和灸（食欲不振、消化不良）

选中脘、足三里、天枢，保持点燃的艾灸条在距离穴位 2 厘米处，按照胸、背、四肢的先后顺序分别施灸，每次 10～20 分钟。每日 1 次，饭前半小时结束治疗。5～7 天为一个疗程，间隔 2 日可行下一个疗程。

艾炷隔姜灸（食欲不振兼有外感风寒）

选中脘、足三里、天枢、大椎，选择老姜，切成 0.3 厘米厚的薄片，在其上扎小孔，按照胸、背、四肢的先后顺序，分别施灸 5～7 壮。每日 1 次，饭前半小时结束治疗。5～7 天为一个疗程，外感症状消失就停止大椎穴的治疗。

艾炷直接灸（食欲不振兼有心情压抑，宜用无瘢痕灸）

选中脘、足三里、天枢、太冲，点燃艾炷，先灸太冲，然后灸中脘等穴位，分别施灸 3～5 壮。情志症状明显缓和或消失后，可以继续灸治 3～5 次。

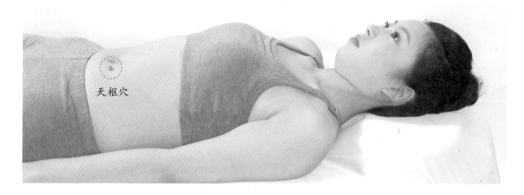

天枢穴

📖 延伸阅读

生活调理

1. 及时补充富含维生素 B_6 的食物，增强人体对食物和热量的吸收，因为维生素 B_6 如果摄入不足，就会影响人体对蛋白质等产热营养素的吸收。

2. 多喝一些开胃的蔬菜汁和水果汁，比如菠萝苹果汁，其含有丰富的酶，具有很好的开胃功效。

3. 禁止吸烟喝酒，吸烟会降低味蕾的感觉，而喝酒则会刺激胃黏膜，这些都会降低食欲。

4. 日常饮食要有规律，而且要注意食物营养的合理搭配，食物种类尽量丰富一些。米饭、面食、鱼类、肉类、豆类、蛋类、牛奶、蔬菜都要吃。

5. 加强身体锻炼，促进肠道消化，增加食欲。

📍 精选小妙招

生姜蜂蜜

取生姜 1 块，洗净后将其捣烂取汁水，然后用适量的开水稀释，最后在稀释的姜水中加入一些蜂蜜，长期服用可以有效改善食欲不振的症状。

健忘

病症链接

健忘是指记忆力差、遇事易忘的症状。引起健忘的原因最主要是年龄的增长。此外，健忘的发生还有外部原因，持续的压力和紧张会使脑细胞产生疲劳，从而使健忘症恶化；过度吸烟、饮酒、缺乏维生素等也可以引起暂时性记忆力减退。

病因

从中医角度来看，健忘症是由于脑部的气血不足，不能濡养大脑导致记忆力减退。此外，心理因素对健忘症的形成也有不容忽视的影响，如抑郁症患者对社会上的人和事情漠不关心，于是大脑的活动力低下，而诱发健忘症。

症状表现

健忘失眠、神思恍惚、多梦易醒、神疲肢倦、少气懒言、面色萎黄、头晕眼花、心悸心慌等。

艾灸特效穴

气海穴、心俞穴、脾俞穴、肾俞穴。

特效穴位解析

气海穴

定位：在下腹部，前正中线上，脐下1.5寸。

简易取穴法：采用仰卧的姿势，气海穴位于人体下腹部，画一直线连接肚脐与耻骨联合上方中点，将其分为10等份，从肚脐向下3/10的位置，即为此穴。

主治：腹痛、泄泻、便秘、健忘、月经不调、虚脱等。

取穴原理：益气助阳，调经固经。

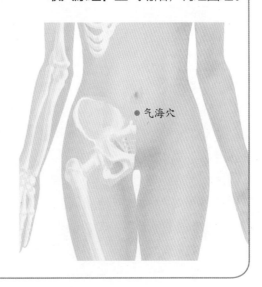

● 气海穴

心俞穴

定位：在背部，第5胸椎棘突下，左右各旁开1.5寸。

简易取穴法：位于人体的背部，采用正坐姿势，从大椎穴向下数5个棘突下的凹陷中，左右各旁开2指宽处。

主治：心经及循环系统疾病、心痛、惊悸、咳嗽、吐血、失眠、健忘、盗汗、梦遗、癫痫、胸痛、晕车、头痛、恶心欲吐、神经官能症等。

取穴原理：宽胸理气，通络安神。

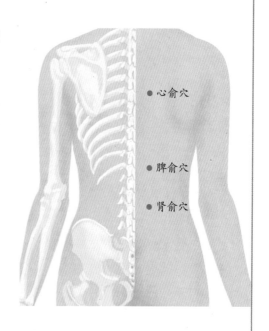

脾俞穴

定位：在背部，第11胸椎棘突下，左右各旁开1.5寸。

简易取穴法：采用俯卧的姿势，该穴位于人体的背部，肩胛下角横平第7胸椎棘突，从第7胸椎棘突向下数4个棘突下的凹陷处，左右各旁开2指处。

主治：消化性溃疡、脘腹胀痛、胃下垂、胃炎、胃出血、消化不良、泄泻、痢疾、呕吐、噎膈、便血、带下、糖尿病、贫血、月经不调等。

取穴原理：利湿升清，健脾和胃，益气壮阳。

肾俞穴

定位：在腰部，第2腰椎棘突下，左右各旁开1.5寸。

简易取穴法：取坐位，两手中指按着肚脐正中，平行移向背后，两指会合于脊柱之处为命门穴（此穴正对脐中），由此左右各旁开2指处即是。

主治：肾炎、肾绞痛、遗尿、尿路感染、阳痿、早泄、遗精、腰痛、哮喘、贫血、肋间神经痛、脑血管病后遗症等。

取穴原理：益肾助阳，强腰利水。

◗ 艾灸方法

艾炷温和灸（针对老年人）

1. 悬灸心俞、脾俞、肾俞，最好是用陈年纯艾灸条，点燃艾灸条的一端，选择合适的距离对着穴位，用另外一只手靠在穴位附近感知温度，控制好温度，每次每穴灸 10～15 分钟，5～7 天为一个疗程，间隔 2 日可行下一个疗程。

2. 悬灸气海，点燃艾灸条的一端，选择合适的距离对着穴位，每次 10～15 分钟，5～7 天为一个疗程，间隔 2 日可行下一个疗程。

艾炷直接灸（针对上班族，宜用无瘢痕灸）

选心俞穴，将艾炷点燃置其上，每穴灸 5～7 壮，艾炷如黄豆或半粒枣核大，每日 1 次。5～7 天为一个疗程，间隔 2 日可行下一个疗程。

延伸阅读

生活调理

1. 注意休息，给大脑一个放松的机会。
2. 多吃些对大脑有益的食物，比如海带、大豆、核桃、牛奶、深海鱼等。
3. 保持良好情绪。良好的情绪有利于神经系统与各器官、各系统的协调统一，使机体的生理代谢处于最佳状态，从而反馈性地增强大脑细胞的活力，对提高记忆力颇有裨益。
4. 经常参加体育锻炼。体育运动能调节和改善大脑的兴奋与抑制过程，能促进脑细胞代谢，使大脑功能得以充分发挥，延缓大脑老化。

◗ 精选小妙招

银耳大豆红枣羹

将干银耳 15 克、大豆 100 克、红枣 5 枚一同放入砂锅中，小火炖至软烂；然后加入鹌鹑蛋 2 个，煮至熟即可；每日 1 次，可常服。

精神抑郁

病症链接

精神抑郁是一种以情绪低落为主的精神状态，主要表现为悲观、孤独、绝望、烦躁不安，伴随着出现紧张、头痛、认知能力下降、反应迟钝、健忘、疲劳、失眠、胸肋疼痛等症状。严重精神抑郁的患者会发展成为抑郁症。

病因

遗传因素： 遗传在抑郁性神经症中起一定作用。在患者的家族中，患情感性神经障碍的比率明显高于普通人群。

人格特征： 抑郁症患者的性格有些共同特点，表现为缺乏自信和自尊，对他人过分依赖和自我强求，不开朗，好思虑，多愁善感，软弱等。

心理社会因素： 不愉快的境遇常是促发因素，约30%的患者在病前6个月内可查到明显诱因。

症状表现

精神抑郁，焦虑不安，头痛，失眠，健忘迟钝，紧张多疑，精神萎靡，认知能力下降，注意力不集中。

艾灸特效穴

内关穴、期门穴、阳陵泉穴、三阴交穴、支沟穴、章门穴。

特效穴位解析

内关穴

定位： 在前臂掌侧，腕掌侧横纹上2寸，掌长肌腱与桡侧腕屈肌腱之间。

简易取穴法： 取正坐仰掌的姿势，在离手腕第1横纹上2寸的两条筋之间的凹陷处即是（掌长肌腱与桡侧腕屈肌腱之间）。

主治： 对治疗抑郁导致的失眠、焦虑、健忘等症状尤其有效。

取穴原理： 疏导水湿，宁心安神，理气镇痛。

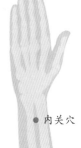

● 内关穴

期门穴

定位：在胸部，乳头直下，第6肋间隙，前正中线左右各旁开4寸。

简易取穴法：采用仰卧的姿势，该穴位于人体的胸部，乳头直下，与巨阙穴齐平。

主治：胸胁胀满疼痛、呕吐、呃逆、反酸、腹胀、泄泻、饥不欲食、胸中热、咳喘等。

取穴原理：化瘀解郁，健脾疏肝，理气活血。

阳陵泉穴

定位：在小腿外侧，腓骨小头前下方凹陷处。

简易取穴法：下肢微屈，在小腿外侧找到腓骨小头，其前下方凹陷中即是该穴。

主治：半身不遂、下肢瘫痪、脚气、胁肋痛、呕吐、小儿惊风、落枕、坐骨神经痛、肝炎、胆囊炎、膝关节炎等。

取穴原理：疏肝利胆，强健腰膝。

三阴交穴

定位：在小腿内侧，当足内踝尖上3寸，胫骨内侧缘后方，左右腿各一。

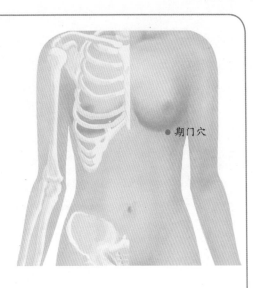

期门穴

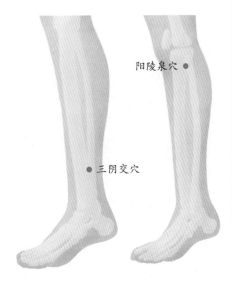

阳陵泉穴

三阴交穴

简易取穴法：正坐屈膝成直角，内踝尖上3寸，胫骨内侧后缘。

主治：腹痛、抑郁、腹胀、泄泻、便溏等。

取穴原理：滋阴补肾，疏肝理气，健脾利湿，调和气血，通经活络。

支沟穴

定位：手背腕横纹上 3 寸，尺骨与桡骨之间，阳池与肘尖的连线上。

简易取穴法：伸出前臂，在手背腕横纹中点直上 3 寸，尺骨与桡骨之间即是。

主治：习惯性便秘、咽肿、耳聋耳鸣、目赤目痛、肋间神经痛、胸膜炎、肺炎、心绞痛等。

取穴原理：清理三焦，通腑降逆。

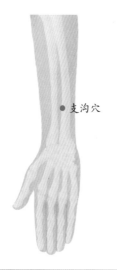

章门穴

定位：章门穴位于侧腹部，当第 11 肋游离端之下际处。

简易取穴法：仰卧位或侧卧位，在腋中线上，合腋屈肘时，肘尖止处即是该穴。

主治：腹痛、腹胀、泄泻、呕吐、神疲肢倦、胸胁痛、小儿疳积等。

取穴原理：健脾理气，舒肝解郁，调和肝脾。

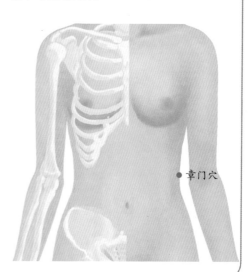

◗ 艾灸方法

艾条温和灸

1. 悬灸内关，每次 10～20 分钟，每日 1 次。5～7 天为一个疗程，间隔 2 日可行下一个疗程。

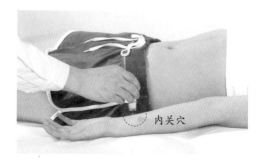

2. 悬灸期门，每次 10～20 分钟，每日 1 次。5～7 天为一个疗程，间隔 2 日可行
下一个疗程。

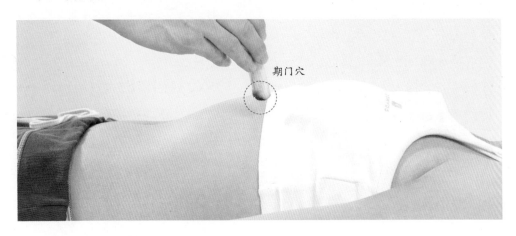

期门穴

艾炷直接灸（宜用无瘢痕灸）

选阳陵泉、章门、期门、三阴交、支沟穴，按照先上后下的顺序，点燃艾炷
置其上，每穴每次 3～5 壮；每周 2 次，15～20 天为一个疗程。

延伸阅读

生活调理

1. 生活起居要有规律，养成定时入
寝与定时起床的习惯，从而建立
自己的生理时钟。
2. 建立信心，对生活中偶尔出现的
抑郁情绪，不必过分忧虑，相信
自己的身体自然会调节适应。
3. 放松心情，避免过分劳心或劳力
的工作。
4. 每天保持半小时至 1 小时的运动，
借以调理身心，强身健体。

精选小妙招

听音乐

经常听一些节奏舒缓、优美
动人的音乐，像莫扎特《第四十
交响曲》以及格什温的《蓝色狂
想曲》。播放这些音乐，使人能够
更快地陶醉其中，对于缓解精神
压力很有帮助。

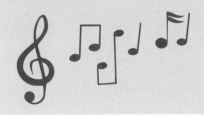

周身乏力

病症链接

乏力是一种非特异性的症状，可能是某些疾病的早期症状或预警信号；也可能是生理性的，如过度劳累等。乏力主要是患者的自我感受，有一定的主观性，主要是与日常活动相比得出的，如平时可以上三层楼不累，现在上一层楼即感气喘、双腿发软、懒动等。

症状表现

浑身无力，精神萎靡，易头晕，倦怠，干什么都没有精神，总是感觉累，两腿发软，精力不易集中。引起浑身无力的原因有很多，如某些全身性疾病如甲状腺功能亢进、糖尿病、泌尿生殖系统炎症、抑郁症等，也有可能是脾胃虚弱造成的，大多为疾病的先兆，所以要未病先防。

艾灸特效穴

关元穴、大杼穴、大椎穴、气海穴、足三里穴。

特效穴位解析

关元穴

定位：在腹正中线上，脐下3寸处。

简易取穴法：关元穴位于下腹部前正中线上，采用仰卧的姿势，从肚脐到耻骨上方画一直线，将此线5等分，从肚脐往下3/5处，即是此穴。

主治：遗尿、尿失禁、尿潴留、尿路感染、小便赤涩、遗精、阳痿、性功能减退、前列腺炎、月经不调、盆腔炎、眩晕、虚劳、腰痛、低血压、类风湿性关节炎等。

取穴原理：调补肝肾，调经止带，调理肠道，回阳固脱，强身健体。

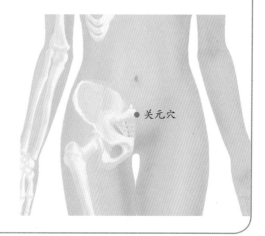

● 关元穴

大杼穴

定位：在背部，第 1 胸椎棘突下，左右各旁开 1.5 寸。

简易取穴法：正坐低头或俯卧位，从大椎穴向下数 1 个棘突下的凹陷处，后正中线左右各旁开 2 指宽处取穴。

主治：咳嗽、发热、头痛、肩背痛。

取穴原理：强筋骨，清邪热。

大椎穴

定位：在后正中线上，第 7 颈椎棘突下凹陷中。

简易取穴法：低头，在后颈部最高的骨性隆起处，其下凹陷处即为大椎穴。

主治：头晕头痛、落枕、颈椎病、感冒、中暑、咳嗽、喘逆、咽喉肿痛、高血压等。

取穴原理：清热解毒，解表通阳，截疟止痛，镇静安神。

气海穴

定位：在下腹部，前正中线上，脐下 1.5 寸。

简易取穴法：采用仰卧的姿势，气海穴位于人体下腹部，画一直线连接肚脐与耻骨联合上方中点，将其分

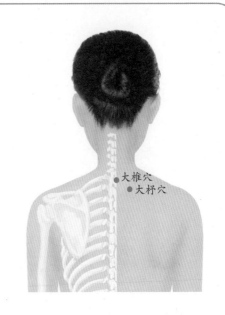

大椎穴
大杼穴

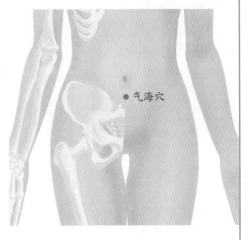

气海穴

为 10 等份，从肚脐向下 3/10 的位置，即为此穴。

主治：腹痛、泄泻、便秘、阳痿、月经不调、虚脱等。

取穴原理：益气助阳，调经固经。

足三里穴

定位： 在小腿前外侧，当犊鼻下 3 寸，距胫骨前缘外侧 1 横指。

简易取穴法： 髌骨下缘，髌韧带外侧凹陷就是外膝眼，从外膝眼直下 4 横指，胫骨前缘外侧 1 横指处，这个交叉点即是。

主治： 胃痛、呕吐、腹胀、肠鸣、消化不良、急慢性胃肠炎、十二指肠溃疡、胃下垂、泄泻、便秘、痢疾、脚气、水肿、下肢不遂、心悸、气短、高血压、高脂血症、冠心病、心绞痛、风湿热、支气管炎、支气管哮喘、休克、失眠等。

取穴原理： 健脾益胃，促进消化吸收，强壮身体，改善人体免疫功能，并对肠胃、心血管系统等有良好的调节作用。

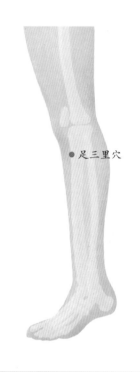

●足三里穴

艾灸方法

艾条温和灸（工作劳累导致周身乏力）

1. 悬灸气海，每次 10～20 分钟。每日 1 次，饭后 1 小时即可开始。5～7 天为一个疗程，间隔 2 日可行下一个疗程。

2. 悬灸关元、足三里，每次 10～20 分钟。每日 1 次，饭后 1 小时即可开始。5～7 天为一个疗程，间隔 2 日可行下一个疗程。

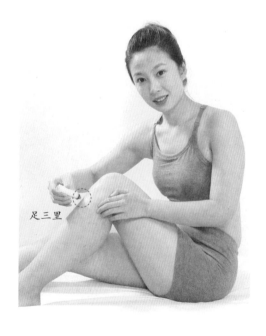

足三里

艾炷直接灸（老人体弱乏力，宜用无瘢痕灸）

艾炷直接灸气海、大杼、大椎穴，每穴每次 20～30 分钟，早晚各 1 次，饭后 1 小时即可开始。5～7 天为 1 个疗程，间隔 2 日可行下一个疗程。

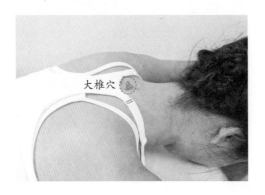
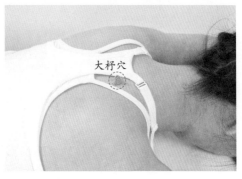

延伸阅读

生活调理

1. 保证充足的睡眠。另外，听音乐、练书法、绘画、散步等也有助于解除疲劳。
2. 注意饮食营养的搭配，选择富含蛋白质、脂肪和 B 族维生素的食物，如豆腐、牛奶、鱼肉等；多食水果、蔬菜和适量饮水亦有助于消除疲劳。
3. 适当参加体育锻炼和文娱活动，积极休息。
4. 应调整好心态，保持情志舒畅。

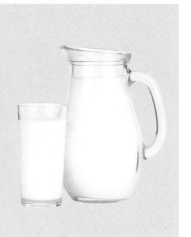

精选小妙招

牛奶大米粥

牛奶 250 克，大米 100 克。取适量清水大火烧开，加大米煮成粥，关火，再加入牛奶搅匀，待粥稍凉后加白糖 10 克拌匀即可。

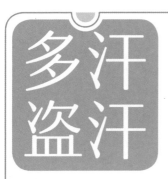

多汗盗汗

▷ 病症链接

在清醒状态下出汗，称为"自汗"；在睡眠中出汗，称为"盗汗"。"盗"有偷的意思，用盗贼夜间偷盗来形容每当人们入睡或刚一闭眼而将入睡之时，汗液偷偷泄出来的情形。中医认为，多汗一般是因为气虚所致，盗汗多是由于气阴两虚所致。

▷ 症状表现

容易出汗，并且出汗量很大；夜间睡后出汗，醒后就会停止出汗；还伴有心中懊恼烦热，手心和脚心也自觉虚热、睡眠不安等症状。

▷ 艾灸特效穴

肺俞穴、后溪穴、尺泽穴、复溜穴。

▷ 特效穴位解析

肺俞穴

定位：在背部，第3胸椎棘突下，左右各旁开1.5寸。

简易取穴法：正坐，腰部伸直，颈部尽量下俯，以使背部平坦，椎体棘突外凸明显。从大椎穴向下数3个棘突下的凹陷中，左右各旁开2指宽处即是。

主治：肺经及呼吸道疾病，如肺炎、支气管炎、肺结核等。

取穴原理：解表宣肺，清热理气。

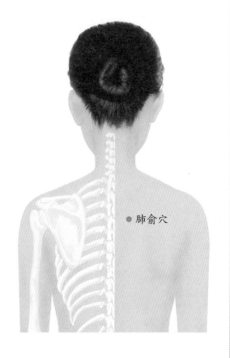

●肺俞穴

后溪穴

定位：手掌尺侧，微握拳，当小指本节后的远侧掌横纹头赤白肉际处。

简易取穴法：微握拳，第 5 掌指关节后尺侧的远侧掌横纹头赤白肉际处。

主治：头项强痛、目赤、耳聋、咽喉肿痛、腰背痛、疟疾、手指及肘臂挛痛。

取穴原理：清心安神，通经活络。

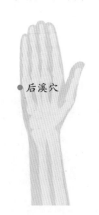

● 后溪穴

尺泽穴

定位：在肘横纹中，肱二头肌肌腱桡侧凹陷处。

简易取穴法：取穴时先将手臂弯曲，在手臂内侧中央处有粗的肌腱，肌腱的桡侧肘横纹上即是。

主治：咽喉疼痛、感冒、哮喘、肘部疼痛、手臂疼痛、心悸等。

取穴原理：清热和胃，通络止痛。

复溜穴

定位：在小腿内侧，太溪（内踝尖与跟腱之间的凹陷处）直上 2 寸，跟腱的前方。

简易取穴法：正坐或者仰卧，在小腿内侧，内踝尖与跟腱之间的凹陷处向上 2 指宽。

主治：肾炎、神经衰弱、精力衰退、记忆力减退、手脚冰冷、手脚浮肿等。

取穴原理：补肾益气，温阳利水。

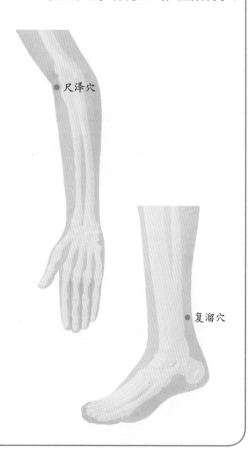

● 尺泽穴

● 复溜穴

◗ 艾灸方法

艾条温和灸

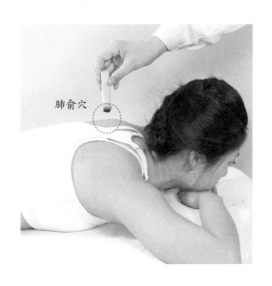

肺俞穴

1. 悬灸复溜，每次 10～20 分钟，每日 1 次。5～7 天为一个疗程，间隔 2 日可行下一个疗程。

2. 悬灸肺俞、尺泽、后溪，每穴每次 5～10 分钟。初期先以后溪配肺俞，3～5 次之后若疗效不满意，再增加尺泽。每次先灸后溪，再灸肺俞，最后灸尺泽。

延伸阅读

生活调理

1. 出汗后，特别是大汗淋漓之后易感外邪，发生感冒，应及时擦干汗水，更换衣被，避免受风着凉。

2. 多汗者饮食不能太淡，并且应及时摄入富含蛋白质的食物，如肉、蛋、奶等。

3. 调料中花椒、大料、辣椒、桂皮、姜等辛温之物多能发汗，不宜多用。

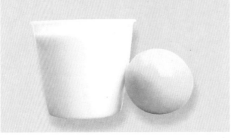

● 精选小妙招

羊肉汤

羊肉 50 克，生姜 10 克，大枣 7 枚。羊肉洗净切块，加入姜和枣煨汤，熟后吃肉喝汤，每日 1 剂。用于治疗自汗。

浮小麦黑豆汤

猪瘦肉 50 克，浮小麦、黑豆各 30 克。猪瘦肉洗净切块，加入浮小麦与黑豆煮熟，吃肉和豆、喝汤，每日 1 剂。用于治疗自汗。

木耳粳米粥

粳米 50 克，白木耳 15 克，冰糖 10 克，共同煮粥吃，每日 1 剂。用于治疗盗汗。